日本摂食嚥下リハビリテーション学会eラーニング対応

第2分野

摂食嚥下リハビリテーションの前提—Ver. 3

日本摂食嚥下
リハビリテーション学会 編集

JN008995

医歯薬出版株式会社

編集（日本摂食嚥下リハビリテーション学会教育委員会「摂食嚥下リハビリテーションの前提」担当．＊同委員会委員長）

出江紳一＊：東北大学大学院医工学研究科リハビリテーション医工学分野教授
福永真哉：川崎医療福祉大学リハビリテーション学部言語聴覚療法学科教授
尾崎研一郎：足利赤十字病院リハビリテーション科

執筆者一覧（執筆順）

永見　慎輔：川崎医療福祉大学リハビリテーション学部言語聴覚療法学科講師
加賀谷　斉：藤田医科大学医学部リハビリテーション医学Ｉ講座教授
神津　　玲：長崎大学大学院内部障害リハビリテーション学教授
高橋　博達：浜松市リハビリテーション病院副院長
市村久美子：秀明大学看護学部教授
石野　智子：聖隷佐倉市民病院栄養課
鎌倉やよい：日本赤十字豊田看護大学学長
小野木啓子：藤田医科大学保健衛生学部リハビリテーション学科教授
植田耕一郎：日本大学歯学部摂食機能療法学講座教授

日本摂食嚥下リハビリテーション学会教育委員会

出江紳一（委員長），石野智子，重田律子，小山珠美，柴田享子（～2018年度），柴田斉子，
戸原　玄，中山渕利，福永真哉，弘中祥司，渡邉理沙，尾崎研一郎

This book was originally published in Japanese
under the title of：

NIHON SESSHOKU-ENGE RIHABIRITESHON GAKKAI I RANINGU TAIO
DAI 2 BUNYA SESSHOKU-ENGE RIHABIRITESHON-NO ZENTEI BAJON 3
（Based on The Japanese Society of Dysphagia
Rehabilitation e-learning programs
"2. Preconditions for Dysphagia Rehabilitation" Ver. 3）

Editor：
The Japanese Society of Dysphagia Rehabilitation

© 2011 1st ed.
© 2020 3rd ed.

ISHIYAKU PUBLISHERS, INC.
7-10, Honkomagome 1 chome, Bunkyo-ku,
Tokyo 113-8612, Japan

シリーズVer. 3発行にあたって

日本摂食嚥下リハビリテーション学会（以下，学会）の会員数は15,000人を超え，毎年1,000人以上のペースで増加している．認定士は3,000人を超える．それぞれの地域のニーズに対して未だ充足しているとはいえないにしても，このような普及は世界的にも例をみない．これは日本の医療者が「食」というQOLをいかに大切に扱ってきたかを反映していると思われる．

誰でもが最初は初心者である．教育-研究-臨床実践は一体であり，知識を実践し，疑問を研究に結びつけ，その努力が新たな知識を生みだす．摂食嚥下リハビリテーションという学際科学の発展は，30年前の初心者が地道に努力を続けてきた結果であることは間違いないが，そのような臨床家が集まり知見を交換する場を提供し，さらに教育コンテンツとして誰でもがアクセスできるようにした学会の意義は大きいと考える．

本書は，学会インターネット学習システム（eラーニング）の参考書である．令和元年度のeラーニング改訂にあわせて本書も改訂されることとなり，ここに上梓されるに至った．今改訂においても新たなコンテンツの作成にあたられた方々をはじめとして関係各位に感謝申し上げる．現在の学問と臨床の水準にあわせてそれぞれのコンテンツを改訂したことに加えて，概念を整理するために内容の移動など編集にも注意を払った．特に項目として新たにサルコペニア（第5分野）を立てたのは，高齢者の嚥下障害関連肺炎と摂食嚥下障害，およびサルコペニアの関連が注目されるとともに，その知見が集積されつつあることによる．

本書の内容は，摂食嚥下リハビリテーションの実践において多職種が連携するための共通言語である．学会認定士を目指す方はもちろん，すでに専門家として活躍されている方々が，周囲のスタッフを巻き込んで連携するための教育ツールとして活用することもできるだろう．本書が患者さんのために日々努力されている臨床家や教育者の役に立つことを願っている．

令和2年5月

一般社団法人日本摂食嚥下リハビリテーション学会
教育委員会委員長　**出江紳一**

シリーズVer. 2発行にあたって

本書は，日本摂食嚥下リハビリテーション学会インターネット学習システム（eラーニング）の参考書である．平成27年度のeラーニング改訂に合わせて本書も改訂されることとなり，ここに上梓されるに至った．これまで同学会認定制度の確立，eラーニングの立ち上げ，そして認定事業の継続と発展に携わってこられた関係各位に深く敬意を表する次第である．

いうまでもなく摂食嚥下リハビリテーションは多職種協同の営みであり，疾患の急性期から生活期までの，すべての時期で重要な役割を演じるだけでなく，予防的な対応を含めると，ほとんどすべての国民に関係するといっても過言ではない．学会発足から20年が過ぎ，摂食嚥下リハビリテーションは専門性を深化させてきた．その多様で広汎な知識と技術のなかから，共通の基本的な医療関連知識を明示することが，専門領域の社会的責任として求められることになる．その意味で，誰でもが入手できる本書の意義は大きい．

内容は，摂食嚥下の基本的理解，摂食嚥下障害の評価，同障害へのさまざまな対応等が網羅されており，それぞれの領域の第一人者により平易に述べられている．本書の基本的知識は日本摂食嚥下リハビリテーション学会認定士を目指す方はもちろん，すべての保健・医療・福祉関係者に有用であると思われる．より多くの方々が本書を参考書として摂食嚥下リハビリテーションの基本を学び，日々の実践に活かして下さることを願っている．

平成27年6月

一般社団法人日本摂食嚥下リハビリテーション学会

教育委員会委員長　**出江紳一**

シリーズ刊行に寄せて（Ver. 1収載）

日本摂食・嚥下リハビリテーション学会は，摂食・嚥下リハビリテーションにかかわる多職種が集まり，患者ニーズに対し協力的，効率的，合目的に対応を考えるというtrans disciplinaryな対応を可能とすべく，1996年9月に発足した．以来，本分野の研究，発展，普及に努めており，現在では会員数が6,000名を超えている．また，2009年8月には一般社団法人となり，急速に高まる社会的ニーズに応えるべく法人格を取得し，アイデンティファイされることとなった．

本学会は，この法人格取得と同時に認定士制度を設けた．その目的は，認定士制度規約の第１条に記されているが，「『日本摂食・嚥下リハビリテーション学会認定士』制度は，日本摂食・嚥下リハビリテーション学会総則第２条『摂食・嚥下リハビリテーションの啓発と普及，その安全で効果的な実施のために貢献する』を積極的に具現化するために，摂食・嚥下リハビリテーションの基本的な事項と必要な技能を明確化し，それらの知識を習得した本学会の会員を認定することを目的とする」である．本領域の活動は，多職種が担う．そのため，摂食・嚥下リハビリテーションを行うに当たって，当該職種が知っておかなくてはならない共通の知識，そして各職種の適応と制限に関する知識を明確化しておくことは，学会の重要な責務であろう．また，そのような知識を有するものを学会が認定し，その知識レベルを保証することは大変意義深い．

この知識は，われわれの活動の基礎になるものである．そして，その学習方法の一つが，本書の骨子となるeラーニングにあたる．この概要は，インターネット上で体系的に6分野78項目に分類された最重要事項を供覧することで，上記のような共通知識の整理をはかるものである．そして，この課程を修めることが，認定士受験資格の重要な要件の一つとなる．

さらに，認定士の展開としては，認定を得たものがそれぞれの専門職種において，より専門的な知識や技能を修得できるような構造が望ましいと考えられる．例えば，この認定士資格をもつものが，高度な実習を要するセミナーに参加ができるなどである．また，関連する他の学会の学会員が，この認定士の水準を十分に備えていると認められるような場合は，申請により認定士の資格を与えるなど，関連学会と発展的な関係を築く基盤となる．

今回，ここに上記のようなeラーニング各分野の学習内容をもとに，書籍を刊行することになった．それは，eラーニング受講者の学習の便をはかるとともに，より多くの人に必要最低限の共通知識を知ってもらい，本領域がいっそう伝播することを企図したことによる．

そうして学習基盤を整理することで関係職種の多くの方が本学会へ参加できるようになり，それによって摂食・嚥下障害を有する患者の幸せに少しでも寄与することができれば，望外の喜びである．

2010年8月

一般社団法人日本摂食・嚥下リハビリテーション学会
理事長　**才藤栄一**

緒　言（Ver. 1収載）

本書は，日本摂食・嚥下リハビリテーション学会インターネット学習システム（eラーニング）の参考書である．eラーニングによる学習を支援することを目的とし，eラーニングコンテンツを踏襲した内容で構成されている．内容は豊富で網羅的なので，日本摂食・嚥下リハビリテーション学会会員以外の方々にもおおいに参考にしていただけるものになっている．

eラーニングは，2010年7月16日に開講した．その構想は2007年に認定制を計画することが決まり，認定士としてふさわしい知識をどのように会員に伝達するかを検討する過程で始まった．当初は研修会を日本各所で開催し，これらを受講した会員が認定士試験受験資格を得るという従来型の案もあったが，日本摂食・嚥下リハビリテーション学会会員の職種は，非常に広範囲にわたるので，共通の基本的な医療関連知識を担保する必要があった．たとえば，医療の総論的な内容やリスク管理の知識は教育環境にいる人たちにはあまり馴染みがないかもしれないが，このような知識は学会認定士にとっては必須事項になるべきである．

このような広い内容を含めると，およそ20時間に相当するセミナーが必要になる．これを研修会のスタイルで行うには，物理的，経済的に困難だった．また，日本摂食・嚥下リハビリテーション学会会員は，少人数職場に従事しているため気軽に学会や研修会に参加しにくい環境にあることも多い．このような背景から，当時の資格制度準備委員会（現認定委員会）は，認定士試験受験資格としてのeラーニング構想を理事会に提案し，理事会において歓迎をもって受理され，学会の最重点課題の一つになった．

2008年の第14回学術大会では，総会，シンポジウムでこの構想を発表し，理解をいただいた．その後，2年の歳月を経て，何とか準備が整い，2010年7月，開講に至った．

コンテンツの作成は，日本摂食・嚥下リハビリテーション学会認定士のうち資格制度準備委員会で推薦し，理事会で承認された各分野の専門家76名と認定委員20名が分業してあたった．内容に関しては，コンテンツの作成者と認定委員との間で調整を行った．この作業は困難なこともあったが，各コンテンツは工夫された．また，最初の構想では必要最低限の知識を中心に構成される予定だったが，この域を大きく超えて，非常に充実した内容になった．

実際のeラーニングをご覧いただくとわかるが，1コンテンツ10から15枚程度のスライドに，解説文が付随し，それを読み進め，最後に確認問題をして1コンテンツが終了するという構成になっている．動画なども多用してあり非常にわかりやすい内容である．しかし，一度学習が終了したあとに，再度確認したいということもあるだろうし，もう少し詳しい解説がほしいということもあるだろう．

本書はこのような要望に対応することを目的に出版された．より多くの方に，有効に活用していただけることを願っている．

2010年8月

一般社団法人日本摂食・嚥下リハビリテーション学会
認定委員会委員長　**馬場　尊**

e2 CONTENTS
Ver.3

§4 リスク回避

13 リスク回避のための基礎知識・環境整備

14 誤嚥への対応法：体位ドレナージ・スクイージング・ハフィング

本書をお読みになる前に

本書は，日本摂食嚥下リハビリテーション学会の「e ラーニング」をもとに構成しています．学会の認定士制度規約によれば，e ラーニングとは，

> ・第６条　認定委員会は研修プログラムの一つとして、本制度（注；認定士制度）の求める認定水準としての知識と技能を伝達するためのインターネット学習プログラム（以下「eラーニング」という）を企画し運営する。eラーニングは本学会員の希望者に公開される。e ラーニングは本制度の求める認定水準を公開すると同時に、参照履歴登録機能や学習登録機能を作成し、一定基準に達したものに修了証を発行する。

とされています．

本書は，このｅラーニングの学習内容をもとに構成され（次ページ，ｅラーニング全体の項目参照），当該プログラム受講者にとってはその学習の一助となるように編纂されています．また，未受講者は同水準のアブストラクトを学習できるとともに，当該プログラム受講に先立つ「予習」として役立てることもできます（**下図**）．

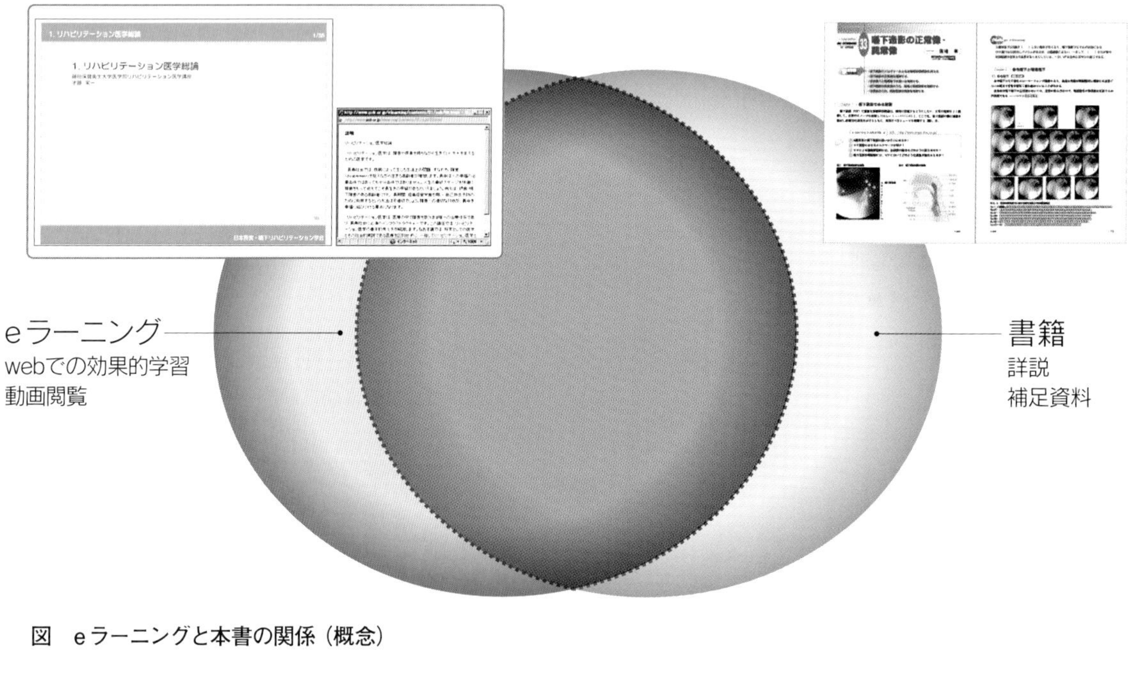

図　eラーニングと本書の関係（概念）

eラーニング全体項目

分野（第１段階）	授業科目（第２段階）	no.	コース（第３段階）	管理者（敬称略）
摂食嚥下リハビリテーションの全体像（第１分野）	1．総論	1	リハビリテーション医学総論	才藤栄一
		2	摂食嚥下のリハビリテーション総論	椿原彰夫
	2．解剖・生理	3	構造（解剖）	依田光正
		4	機能（生理）	下堂薗恵
		5	嚥下モデル：４期モデル・プロセスモデル	松尾浩一郎
	3．原因と病態	6	摂食嚥下各期の障害	薛　克良
		7	原因疾患：脳卒中	藤島一郎
		8	原因疾患：神経筋疾患	野﨑園子
		9	原因疾患：頭頸部癌	藤本保志
		10	加齢と摂食嚥下機能	植松　宏，山脇正永
		11	摂食嚥下に影響する要因	小口和代
		12	合併症：誤嚥性肺炎・窒息・低栄養・脱水	藤谷順子
摂食嚥下リハビリテーションの前提（第２分野）	4．リスク回避	13	リスク回避のための基礎知識・環境整備	永見慎輔
		14	誤嚥への対応法：体位ドレナージ・ハフィング	加賀谷斉
		15	窒息・嘔吐への対処法	神津　玲
		16	リスク回避に有用な器機と使い方	高橋博達
	5．感染対策	17	感染防御総論	市村久美子
		18	食中毒の予防	石野智子
	6．関連法規・制度	19	訓練実施に関連する医療関係法規	鎌倉やよい
		20	摂食嚥下リハビリテーションに関わる診療報酬	小野木啓子
		21	摂食嚥下リハビリテーションに関わる介護報酬	植田耕一郎
摂食嚥下障害の評価（第３分野）	7．患者観察のポイント	22	主訴・病歴・問診	青柳陽一郎
		23	全身症状，局所症状	石井雅之，加賀谷斉
	8．スクリーニングテスト	24	質問紙・包括的評価	深田順子，小山珠美
		25	摂食嚥下障害の評価（スクリーニングテスト）	戸原　玄
		26	その他のスクリーニングテスト	高橋浩二
		27	医療機器による評価	中山渕利
	9．嚥下内視鏡検査	28	概要・必要物品・管理	野原幹司
		29	検査の実際・合併症とその対策	藤井　航
		30	正常所見・異常所見・小児の検査の要点	太田喜久夫，木下憲治
	10．嚥下造影	31	概要・必要物品・造影剤	武原　格
		32	検査の実際・合併症とその対策（嚥下造影検査）	柴田斉子
		33	正常所見・異常所見，小児の検査の要点	馬場　尊，北住映二
	11．重症度分類	34	摂食嚥下障害臨床的重症度分類 摂食嚥下能力グレード／摂食嚥下状況のレベル	大野友久
摂食嚥下リハビリテーションの介入（第４分野）	12．口腔ケア：総論	35	口腔ケアの定義・期待される効果	角　保徳
		36	歯・義歯・口腔粘膜の観察	渡邊　裕
		37	唾液の基礎知識	菊谷　武
	13．口腔ケア：各論	38	口腔ケアの準備，歯の清掃法，必要器具・薬剤	柴田享子
		39	舌・粘膜の清掃法，洗浄・うがい・保湿，必要器具・薬剤	石田　瞭
		40	小児の口腔ケアのポイント	水上美樹
	14．間接訓練：総論	41	間接訓練の概念	川岸　惠
		42	筋力訓練・関節可動域訓練の基礎	園田　茂
摂食嚥下リハビリテーションの介入	15．間接訓練：各論	43	口腔器官の訓練	西尾正輝
		44	鼻咽腔閉鎖・咽頭収縮・喉頭閉鎖訓練	倉智雅子
		45	発声・発語訓練	福岡達之，藤原百合
		46	準備・口腔期に対する間接訓練	熊倉勇美
		47	咽頭期に対する間接訓練（Thermal tactile stimulation/Shaker 訓練／治療機器）	椎名英貴
		48	咽頭期に対する間接訓練：チューブ嚥下訓練・バルーン拡張法	北條京子
		49	呼吸および頸部・体幹に対する訓練	神津　玲
	16．直接訓練：総論	50	直接訓練の概念・開始基準・中止基準	小島千枝子，岡田澄子
		51	段階的摂食訓練の考え方	柴本　勇
	17．直接訓練：各論	52	直接訓練時の環境設定	浅田美江
		53	直接訓練で用いる嚥下誘発手技	長谷川賢一
		54	体位・頸部姿勢の調整	稲本陽子，岡田澄子
		55	直接訓練で用いる嚥下手技	清水充子
		56	食事場面の直接訓練	小島千枝子
	18．食事介助	57	食事場面の観察（中止を考えるとき，条件を守る工夫）	石﨑直彦
		58	食具・自助具・食事介助方法	竹市美加
		59	摂食嚥下障害患者に対する捕食から嚥下までの介助	小山珠美
		60	認知症（認知機能障害）があるときの食事介助	福永真哉
	19．口腔内装置	61	食事時の口腔内装具（義歯，PAP，PLP）	鄭　漢忠
	20．外科治療	62	嚥下機能改善手術，誤嚥防止手術	津田豪太
摂食嚥下障害患者の栄養（第５分野）	21．臨床栄養の基礎	63	栄養療法の基礎	栢下　淳
		64	栄養スクリーニング・栄養マネジメント	小城明子
		65	リハビリテーション栄養	若林秀隆
		66	サルコペニア	若林秀隆
		67	障害者・高齢者の栄養管理	近藤国嗣
	22．経管栄養法	68	経管栄養の適応・種類と特徴・合併症	瀬田　拓
		69	具体的方法：経鼻経管栄養・間欠的経管栄養法・胃瘻栄養法	藤森まり子，藤島一郎
	23．食物形態の調整	70	食物物性・形態	大越ひろ
		71	増粘食品の使用方法	三鬼達人
		72	嚥下調整食・調理器具	江頭文江
小児の摂食嚥下障害（第６分野）	24．総論	73	小児の摂食嚥下リハビリテーションの特殊性，障害の分類と特徴	弘中祥司，田角　勝
		74	摂食嚥下の発達と障害	弘中祥司
	25．原因疾患	75	構造の異常	舘村　卓
		76	機能の異常	田角　勝
	26．小児への対応	77	評価・介入	綾野理加
		78	栄養管理	近藤和泉

eラーニング 受講方法

（日本摂食嚥下リハビリテーション学会 HPより一部改変）

受講手続きと有効期限

受講には，日本摂食嚥下リハビリテーション学会に入会していることが必要です．

会員が下記の手順に従って受講申請すると，ID とパスワードが発行されますので，IDとパスワードの有効期限内（申し込み月の翌月1日より1年間）に受講を終了してください．有効期限内に修了できない場合は再度受講申請が必要となりますので，ご注意ください．

受講申請

eラーニング受講申請はオンラインで行います．
https://www.jsdr.or.jp/e-learning/e-learning_application3.html

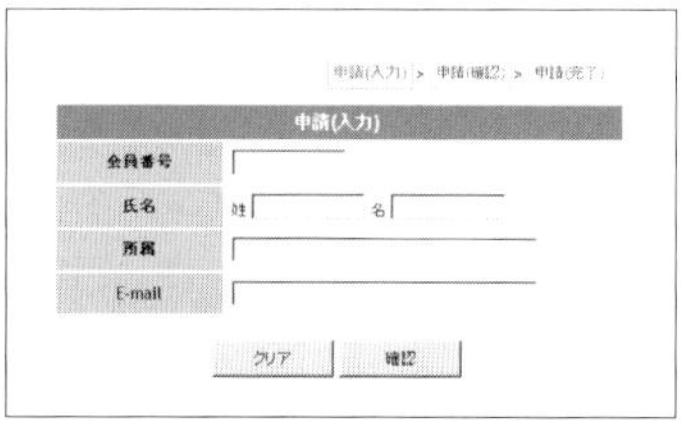

1）会員番号，氏名，所属，メールアドレスを入力し，「次へ」をクリックして次画面へお進みください．
2）入力内容に誤りがないことを確認した後，「申請」ボタンをクリックします．
　※入力内容を修正する場合は，「戻る」ボタンを押して入力画面へお戻りください．
3）ご登録メールアドレス宛に，ID とパスワード，ログイン URL が送付されます．
　（2～3日経過してもログイン情報メールが届かない場合は，事務局までご連絡ください．）
4）メールに記載のログインページより ID とパスワードを入力し，受講を開始してください．

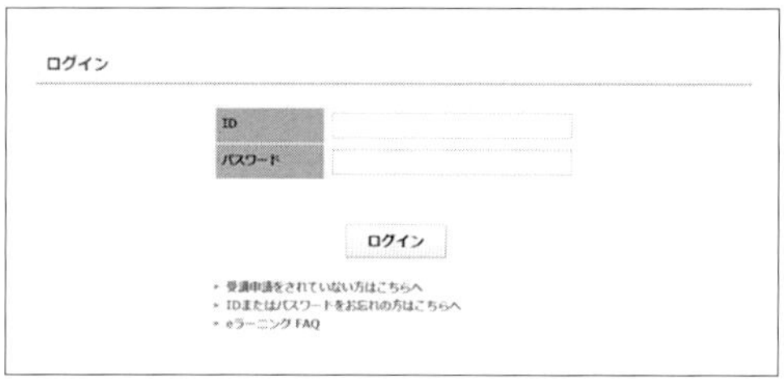

受講コースの選択

1）ログインすると，以下の画面が表示されます．
　講座名称「日本摂食嚥下リハビリテーション学会 e ラーニング Ver.3」をクリックしてください．

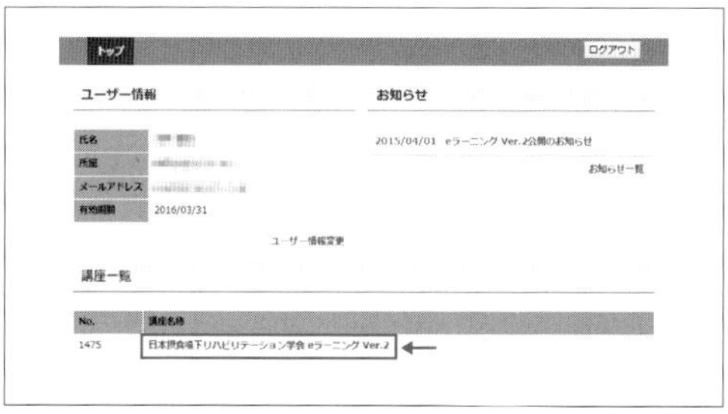

2) 講座一覧画面が表示されます.

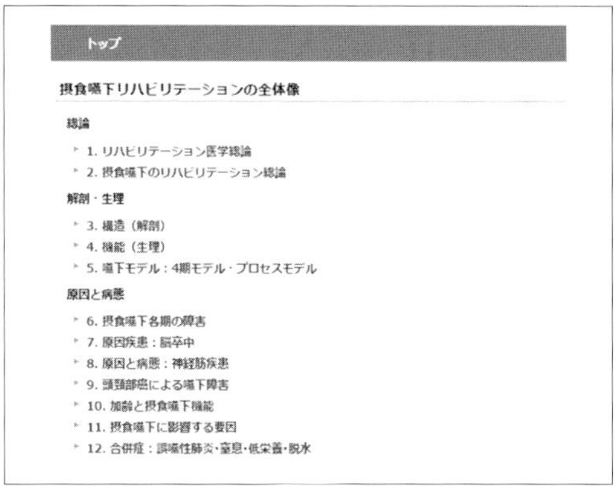

3) 受講するコースをクリックするとスライドショーが始まります.
※すでに受講済みのタイトルには[済]マークが表示されます.

4) 解説が終了すると，確認問題が表示されます．確認問題の次のページに進むと，確認問題の解答が表示されます.
※確認問題は各自で答え合わせをお願いいたします．e-ラーニングの修了に関して，確認問題の成績は問われません.

5) 受講が終了したら必ず，最終ページの「この講座を受講済みにする場合は，こちらをクリックして下さい」をクリックしてください.
※クリックすると「受講済みにしました」と表示されます．この操作を行わずにスライドショー画面を閉じた場合，受講済みとして扱われませんので十分ご注意ください.

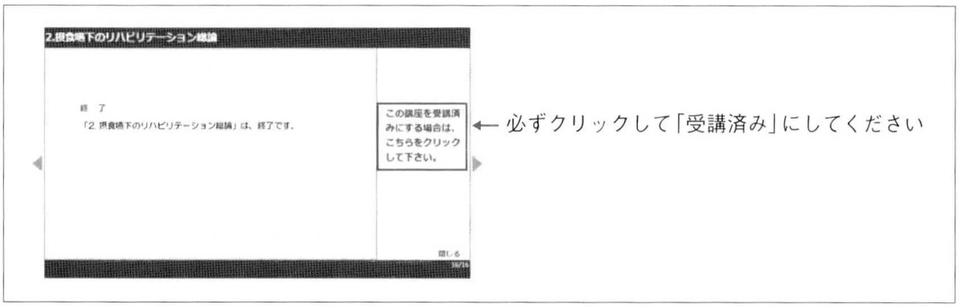

履歴の確認

1) 講座一覧画面のタイトル横に表示される[済]マークをご確認ください.

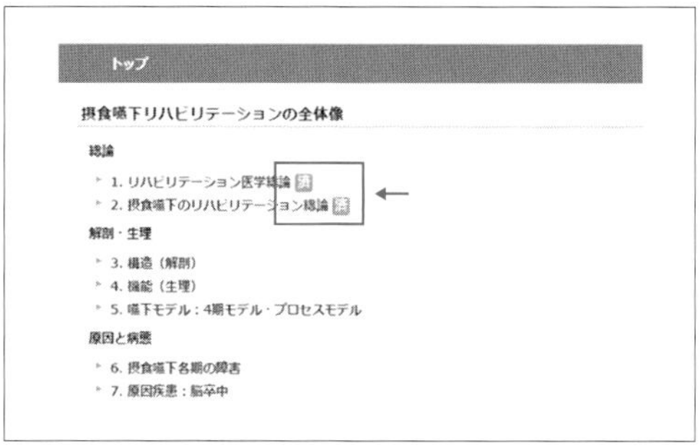

2) 講座一覧画面の下部に全体的な進捗状況を表示しています.

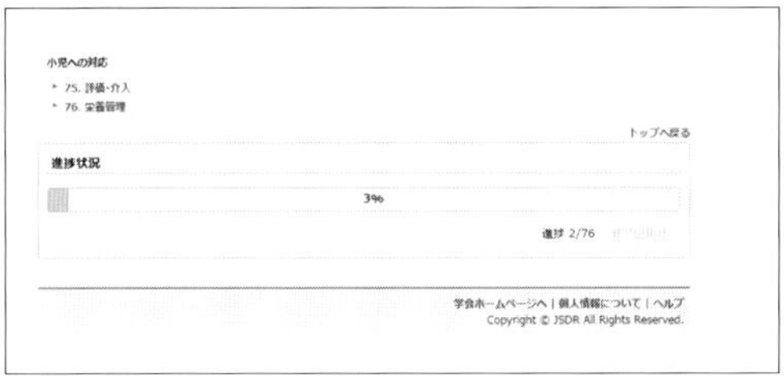

修了証の発行

1) 全ての受講が完了すると，講座一覧画面下「修了証発行」ボタンが有効になります.

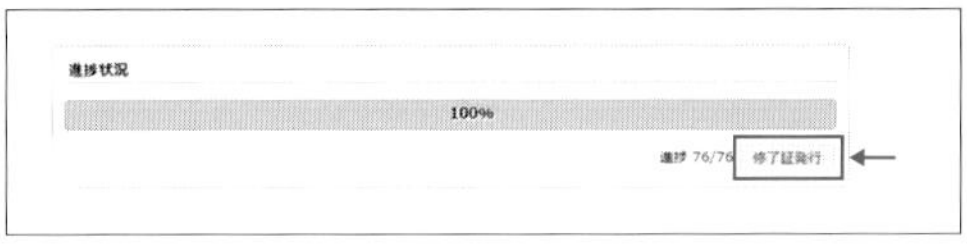

2) 修了証は認定試験申請書に必要です．プリントアウトして大切に保管してください.
IDの有効期間が切れると，印刷できなくなりますのでご注意ください.

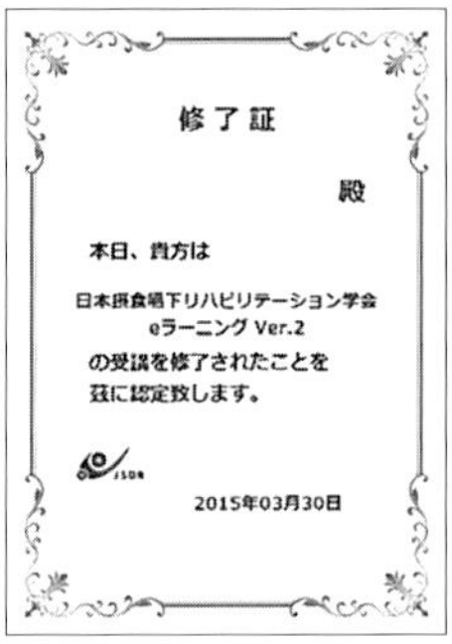

§4

リスク回避

e-learning

13 リスク回避のための基礎知識・環境整備

Lecturer ▶ 永見慎輔
川崎医療福祉大学リハビリテーション学部
言語聴覚療法学科講師

学習目標 *Learning Goals*

- リスク要因がわかる
- リスク回避のための実施方法がわかる

Chapter 1 はじめに → (eラーニング ▶ スライド1)

摂食嚥下障害患者へのアプローチを行ううえで，安全性の確保は重要なことである．摂食嚥下障害があれば，常に窒息や誤嚥が予想され生命が危険にさらされる．このようなリスクを回避するためには，摂食嚥下障害患者個々のリスク要因を明らかにし，予防的アプローチを行うことが求められる．ここでは，リスク回避のための基礎的知識や環境整備のあり方について解説する．

Chapter 2 リスク発生要因 → (eラーニング ▶ スライド2)

摂食嚥下障害がもたらす個々のリスク要因を明らかにすることが，リスク回避のためには最も重要である．リスク要因として，摂食嚥下障害患者の個体要因とそれと関係する環境要因に大別することができる(**表1**)．

1 リスク回避に向けた対策——個体要因

Chapter 3 意識レベル → (eラーニング ▶ スライド3)

脳血管障害の急性期では，JCSの2桁以上の意識障害があれば経口摂取を中止する．また，軽度の意識障害(傾眠状態)，意識レベルが変動しているときは，意識レベルが安定するのを待って経口摂取を実施することがリスク回避の観点から重要である(**表2**)．

Chapter 3の確認事項 ▶ eラーニング スライド3対応

1. 意識レベルが摂食嚥下障害の要因になりうることを理解する．
2. 意識レベルによる摂食嚥下障害へのアプローチを理解する．

Chapter 4 摂食嚥下障害の評価 → (eラーニング ▶ スライド4)

経口摂取を安全に実施するうえで，全身状態の把握，問診，スクリーニングテスト，VF，VE，その

表1　リスク発生要因

個体要因	1．意識レベル 2．摂食嚥下機能の状態 3．呼吸機能の状態 4．咳反射の状態 5．高次脳機能障害の状態 6．栄養状態 7．口腔内の状態
環境要因	1．嚥下調整食の物性，摂食姿勢 2．代替栄養法管理 3．食事の介助方法 4．代替栄養法（経管栄養法，中心静脈栄養法） 5．薬剤の副作用

表2　意識レベルに着目したリスク回避の要点

・意識レベルを，Japan Coma Scale（JCS）やGlasgow Coma Scale（GCS）などで客観的に評価する．
・JCSの２桁以上のときは経口摂取を行わない．
・軽度の意識障害（傾眠状態），意識レベルが変動しているときは，経口摂取実施の判断を慎重に行う．

表3　摂食嚥下障害のレベルに着目したリスク回避のための対策

・全身状態の把握，問診（摂食嚥下障害の質問紙評価），スクリーニングテストにより，摂食嚥下障害の存在を把握．
・摂食嚥下障害の存在が疑われれば，病態診断や治療目的に応じて検査を実施する．
　＜反復唾液嚥下テスト（RSST），水飲みテスト（WST），改訂水飲みテスト（MWST），フードテスト（FT），咳テスト，頸部聴診法など＞
・摂食嚥下障害の存在が疑われれば，病態診断や治療的目的に応じて検査を実施する．
　＜嚥下造影（VF），嚥下内視鏡検査（VE），舌圧検査，超音波エコー検査（US），筋電図（EMG），シンチグラフィ，スパイロメーターなど＞

他の検査をセッティングし，摂食嚥下障害を正確に評価することが重要である．適切な評価によって摂食条件と環境調整は規定されるため，結果的にリスク回避につながる（**表3**）．

Chapter 4の確認事項▶**eラーニング スライド4対応**

1 摂食嚥下障害の状態に応じたリスク回避の方法を理解する．

Chapter 5　呼吸状態 →（eラーニング▶**スライド5**）

喀痰や喘鳴などにより呼吸状態が悪いときは呼気力（喀出能力）が弱くなり，そのため誤嚥頻度が増加するリスクがある．また，気管切開により気管カニューレを装用している場合は，①喉頭挙上の制限，②カフによる頸部食道の圧迫，③気道感覚閾値の上昇，④声門下圧維持不能，⑤喉頭閉鎖における反射閾値上昇，等が嚥下機能に悪影響を及ぼしている可能性がある．

呼吸状態を把握し，**表4**のような対応をすることによって，リスク回避を心がける．

Chapter 5の確認事項▶**eラーニング スライド5対応**

1 呼吸状態の把握と，状態に応じたリスク回避の対応を理解する．

表4　呼吸状態に着目したリスク回避のための対策

- 肺機能検査による評価，スパイロメーターによる呼吸筋力の評価を行う．
- 酸素飽和度計（パルスオキシメーター）を使用する．
- チアノーゼ，呼吸音の観察，胸部聴診する．
- 呼吸訓練（口すぼめ呼吸，深呼吸，腹式呼吸），咳嗽訓練．
- 排痰訓練（強制呼出手技，FET，体位ドレナージ，スクイージング）．

表5　咳反射の消失・減弱に対するリスク回避の要点

- 咳反射の評価（例：ネブライザーによるエアロゾロ水，200 μMカプサイシン，クエン酸などを吸入等）
- 呼吸訓練，咳嗽訓練

Chapter 6　咳反射 →（eラーニング ▶ スライド6）

咳反射は，気道内に侵入した異物を機械的に気道外へ除去するための生体防御反応である．摂食嚥下障害患者や高齢者のなかには咳反射が消失・減弱していることがあり，誤嚥しても咳・むせがない場合（不顕性誤嚥）があるので，呼吸切迫や口唇チアノーゼなど，誤嚥に伴う症状の注意深い観察が必要である．**表5**に，咳反射低下への対応方法をまとめた．

Chapter 6の確認事項 ▶ eラーニング スライド6対応

1. 咳反射の消失・減弱がリスク要因になることを理解する．
2. 咳反射が消失・減弱している場合の対応方法を理解する．

Chapter 7　高次脳機能障害の評価 →（eラーニング ▶ スライド7）

高次脳機能障害（知覚，記憶，学習，思考，判断，情動を含めた精神の障害）によるコミュニケーション障害は，食事摂取量の低下，窒息リスク，誤嚥リスクとして影響を及ぼす．**表6**に，高次脳機能障害への対応方法をまとめた．

Chapter 7の確認事項 ▶ eラーニング スライド7対応

1. 高次脳機能障害が摂食嚥下機能に与える影響を理解する．
2. 高次脳機能障害に対する摂食嚥下への対応を理解する．

Chapter 8　栄養状態・脱水（表7） →（eラーニング ▶ スライド8）

不必要な絶飲食管理によって，廃用症候群を引き起こす．低栄養になると筋肉量は低下し，筋力低下による摂食嚥下障害が引き起こされる．また，低栄養は免疫力低下の原因となる．脱水に伴う唾液分泌機能の低下は，口腔衛生不良や咽頭への食塊移送を困難にする．

表6　高次脳機能障害のレベルに応じたリスク回避の要点

・一口量とペーシングを調整する．
・注意散漫にならないように環境を整える（カーテンを引く，テレビを消す，等）．
・口腔内に飲食物が入っている際は不用意に話しかけない．

表7　低栄養・脱水に着目したリスク回避の要点

・不必要な絶飲食管理を避け，可能な限り早期に経口摂取を再開する．
・経口摂取が困難と判断した場合には，経管栄養，胃瘻（PEG），静脈栄養法を検討する．
・適切な栄養評価のもとに，栄養療法をプランニングして実施する．
・定期的に栄養モニタリング，アセスメントを行う．また，再評価，再プランニングの実施を継続的に行う．
・水分補給（経管投与，補液），口腔ケアを行う．

Chapter 8の確認事項▶**eラーニング スライド8対応**

1 低栄養・脱水による摂食嚥下機能への影響を理解する．
2 低栄養・脱水への対策を理解する．

▶Chapter 9　口腔内の状態 →（eラーニング▶**スライド9**）

細菌に汚染された唾液や食物を誤嚥することにより，肺炎発症のリスクが高くなる．夜間睡眠中は，唾液誤嚥が発生する．口腔内の汚染に伴い，齲蝕，歯周疾患（歯肉炎・歯周炎），口内炎等が生じる．歯周疾患は，歯の脱落の原因となり咀嚼による食塊形成を困難にする．

経管栄養，PEGの患者では，口腔使用頻度の低下に伴い，唾液分泌機能低下が引き起こされるリスクがある．結果的に口腔内は細菌が繁殖する可能性がある．

口腔衛生状態改善のための方法を，**表8**にまとめた．

Chapter 9の確認事項▶**eラーニング スライド9対応**

1 口腔内状態の摂食嚥下に与える影響を理解する．
2 口腔内状態改善のための方法を理解する．

表8　口腔内の状態に着目したリスク回避の要点

・口腔内の状態をモニタリングする．
・食前，食後の口腔ケアを毎日行う．
・経口摂取していない人でも毎日口腔ケアを行う．

2 リスク回避に向けた対策――環境要因

Chapter 10　嚥下調整食 →（eラーニング ▶ スライド10）

摂食嚥下機能に応じた適切な嚥下調整食の提供は，誤嚥リスク予防の観点から重要である．摂食嚥下機能評価と全身状態評価に基づいた嚥下調整食を提供する．

Chapter 10の確認事項 ▶ eラーニング スライド10対応

1. 食物形態が与える摂食嚥下機能への影響を理解する．
2. 食形態調整による摂食嚥下障害への対応を理解する．

Chapter 11　摂食姿勢 →（eラーニング ▶ スライド10）

摂食姿勢：摂食嚥下機能に則した適切な姿勢調整が，効果的な嚥下と誤嚥や窒息の予防として重要である．

Chapter 11の確認事項 ▶ eラーニング スライド10対応

1. 姿勢と摂食嚥下の関連を理解する．
2. 姿勢調節による摂食嚥下障害への対応を理解する．

Chapter 12　直接嚥下訓練と食事介助方法（表9）→（eラーニング ▶ スライド10）

食品を用いる直接嚥下訓練および食事介助者の技能（skill）がリスク発生に影響を及ぼすことがある．

Chapter 12の確認事項 ▶ eラーニング スライド10対応

1. 適切な食事介助を徹底するため，窒息，大量誤嚥時の緊急対応法をスタッフに指導する．

表9　食事介助の要点

- 安全な食事介助ができるよう，食事介助マニュアルなどを作成する．
- 介助者が複数の場合，摂食条件を統一し食事介助を行う．
- 介助者に対する食事介助方法の指導・教育を実技指導を通して行い，安全な食事介助方法の習得をはかる．
- 窒息・誤嚥時の緊急時の対処法を実際に指導する．

▶ Chapter 13　代替栄養法(経管栄養法，中心静脈栄養法) → (eラーニング ▶ スライド 11)

摂食嚥下障害の経過にかかわらず，経口摂取が困難とされた場合に代替栄養法で栄養管理される．代替栄養法には経管栄養法や中心静脈栄養法などがあるが，いずれの方法においてもリスクを生じることがある．

経鼻経管栄養法(NG法)，間歇的経管栄養法(IC法)では気管内誤挿入・誤注入，胃瘻(PEG)では投与速度が速いと下痢が生じやすくなる(**表10**)．

その他の代替栄養法である中心静脈栄養法(TPN)では，カテーテル感染に伴う敗血症や電解質異常，自己抜去による失血などのリスクがある．**表11**に，リスク管理の要点をまとめた．

Chapter 13の確認事項 ▶ **eラーニング スライド 11 対応**

1 経管栄養，中心静脈栄養下におけるリスク管理を理解する．

表10　代替栄養法ごとの代表的リスク

代替栄養法	代表的リスク
経鼻経管栄養法(NG法)	誤嚥性肺炎，下痢
間歇的経管栄養法(IC法)	誤嚥性肺炎
胃瘻栄養法(PEG)	誤嚥性肺炎，腹膜炎，下痢
中心静脈栄養法(TPN)	感染，電解質異常など

表11　代替栄養法選択時のリスク回避の要点

・正しい手技・方法で実施する．
・バイタルサインの変化，むせ，声質の変化など異常徴候を見落とさないように注意する．

▶ Chapter 14　薬剤の副作用 → (eラーニング ▶ スライド 12)

薬剤性の副作用による摂食嚥下機能の低下により，誤嚥，窒息のリスクを生じることがある(**表12**)．意識レベルや注意力の低下，唾液分泌の低下，運動機能の障害，粘膜障害などを生じる薬剤は注意が必要である(**表13**)．

Chapter 14の確認事項 ▶ **eラーニング スライド 12 対応**

1 摂食嚥下機能を低下させるおそれのある薬剤を理解する．
2 薬剤投与時の注意点を理解する．

表12　摂食嚥下機能の低下を生じやすい薬剤

抗不安剤・催眠剤，抗うつ剤，抗精神病剤，抗コリン剤，第一世代抗ヒスタミン剤，非ステロイド系抗炎症薬，抗菌薬，利尿剤，骨格筋弛緩剤，抗悪性腫瘍剤

表13　薬剤の副作用による摂食嚥下障害リスク回避の要点

・副作用を生じる薬剤の慎重投与(薬剤の選定，量，投与時間等)
・投与後の観察

3 リスク発生時の対応

▶Chapter 15　リスク発生時の対応——経口摂取開始時の留意点→（eラーニング▶**スライド13**）

摂食嚥下障害患者が食物を経口摂取する場合，吸引器を必ず準備し，いつでも吸引できるようにしておく．緊急時のために，救急カートの準備をしておく．万が一，食事中に窒息が起こった場合は，**表14**の応急処置を行う．

表14　リスク発生時の対応

- ただちに食事を中止し，まずは人を集める．
- 側臥位を取らせ，食物を指で口から掻き出す（指拭法）．
- 意識がある場合は，咳をさせる．
- 背部を叩打し（背部叩打法），吸引をする．
- 発声させて窒息状態を確認する．
- 気道閉塞が続けば，ハイムリック（Heimlich）法を行う．
- 呼吸状態，顔色，チアノーゼの有無，バイタルサイン測定を行う．
- 必要時，酸素投与，輸液ルートの確保をする．

文　献

1）窪田 俊夫，他：脳血管障害における麻痺性嚥下障害—スクリーニングテストとその臨床応用について—．総合リハ，10：271-276，1982．

2）Nishiwaki K, et al.：Identification of a simple screening tool for dysphagia in patients with stroke using factor analysis of multiple dysphagia variables. J rehabil Med, 37（4）：247-251, 2005.

3）戸原 玄，他：Videofluorographywo用いない摂食嚥下障害評価フローチャート，日摂食嚥下リハ会誌，6（2）：196-206，2002．

4）水野 雅康，才藤 栄一：単純レントゲン検査による嚥下障害のスクリーニング造影剤嚥下前・後レントゲン像とvideofluorography所見との比較．リハ医学，37（10）：669-675，2000．

5）Hegland KW, et al.：Comparison of Two Methods for Inducing Reflex Cough in Patients With Parkinson's Disease, With and Without Dysphagia. Dysphagia, 31（1）：66-73, 2016.

6）加賀谷 斉：摂食・嚥下障害に対する呼吸リハビリテーションの適用．日呼ケアリハ学誌，21（1）：9-12，2011．

7）田中 貴司，他：嚥下造影検査後の早期呼吸合併症についての検討．J Rehabil Med, 47（5）：320-323，2010.

8）Seidl RO, et al.：The influence of tracheotomy tubes on the swallowing frequency in neurogenic dysphagia. Otolaryngol Head Neck Surg, 132：484-486, 2005.

9）Feldman SA, et al.：Disturbance of swallowing after tracheostomy. Lancet, 1：954-955, 1966.

10）Bonanno PC：Swallowing dysfunction after tracheostomy. Ann Surg, 174：29-33, 1971.

11）Shaker R, et al.：Deglutitive aspiration in patients with tracheostomy：effect of tracheostomy on the duration of vocal cord closure. Gastroenterology, 108：1357-1360, 1995.

14 誤嚥への対応法：体位ドレナージ・スクイージング・ハフィング

Lecturer ▶ 加賀谷 斉
藤田医科大学医学部
リハビリテーション医学Ⅰ講座教授

学習目標 *Learning Goals*

- 誤嚥を生じたときの対処法の基本を学ぶ
- 呼吸リハビリテーションの基本を学ぶ

▶ Chapter 1 はじめに → (eラーニング▶スライド1)

本章では，誤嚥の対処法としてよく使われる体位ドレナージ，スクイージング，ハフィングを中心に解説する．いずれも呼吸リハビリテーションにおける基本的手技である．

▶ Chapter 2 誤嚥時に用いる手技 → (eラーニング▶スライド2)

比較的末梢の気管支までの誤嚥に対しては，体位ドレナージ，スクイージングなどを用いる．一方，比較的中枢の気道までの誤嚥に対しては，咳やハフィングなどといった使い分けをする．

Chapter 2の確認事項 ▶ eラーニング スライド2対応

1 誤嚥の部位によって，適用する手技の違いを理解する．

▶ Chapter 3 体位ドレナージ → (eラーニング▶スライド3)

誤嚥物は空気より重いため，肺内に誤嚥物が溜まったときには重力によって体の下側に貯留する（下側肺障害）．体位ドレナージとは，特定の体位を取ることによって誤嚥物の排出を促す手技である．実際には，誤嚥物の貯留部位を上側にする．頭を低くする頭低位を取れば排出できそうだが，最近は頭低位にはしないのが一般的である．まず，頭蓋内圧亢進や心不全がある場合には頭を高くする必要があるので，頭低位は禁忌になる．それ以外の場合でも，頭低位は患者が苦しい姿勢なので，なるべく避けるようにする．

Chapter 3の確認事項 ▶ eラーニング スライド3対応

1 体位ドレナージの考え方を理解する．

▶ Chapter 4 スクイージング（表1）→ (eラーニング▶スライド4)

現在，スクイージングは介助による排痰法のなかで最も効果的な手技とされている．その適応は痰や

表1　スクイージング

- 介助による排痰法のなかで最も効果的とされる.
- 適応：痰や誤嚥物の貯留，浅い呼吸，胸郭可動域が少ないとき
- 注意：肋骨骨折，不整脈，手術創
- 効果：比較的末梢の気管支の痰や誤嚥物の移動
- 方法：目的とする肺野の位置する胸郭に手を置き，呼気の間に胸郭の動きに合わせて圧迫する．体位ドレナージと組み合わせて用いる.

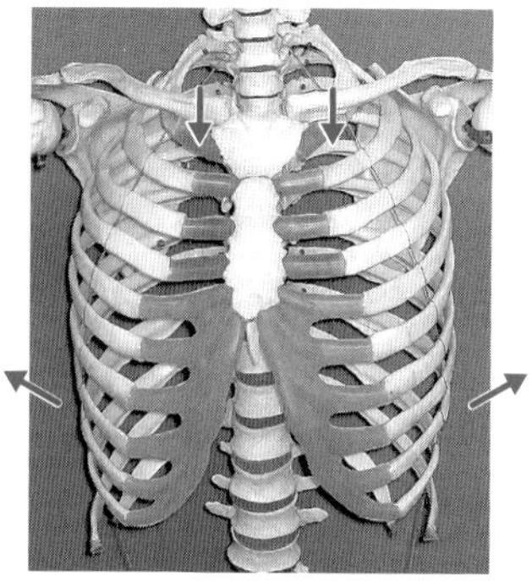

図1　胸郭の動き

誤嚥物の貯留，浅い呼吸，胸郭可動域が少ないときである．肋骨骨折や不整脈があるときや，手術創の位置には注意する．スクイージングによって比較的末梢の気管支の痰や誤嚥物を移動させることができる．手技は，目的とする肺野の位置する胸郭に手掌を置いて，呼気の間に胸郭の動きに合わせて軽く圧迫する．スクイージングを行うときには，必ず体位ドレナージと併用する.

Chapter 4の確認事項 ▶ eラーニング スライド4対応

1. スクイージングが排痰法のなかで最も効果的なことを理解する.
2. スクイージングの手法を理解する.
3. 実施時には必ず体位ドレナージと併用することを理解する.

Chapter 5　胸郭の動き → (eラーニング ▸ スライド5)

胸郭は上部と下部で異なる動きをとる．上部は前後に動くが，下部では内外側に動く(**図1**)．実際に自分で深呼吸をして確認してみてほしい．スクイージングを行うときには，胸郭の動きに合わせて軽く圧迫するが，熟練者では胸郭の動きを誘導して呼吸をコントロールすることができる.

Chapter 5の確認事項 ▶ eラーニング スライド5対応

1. 胸郭の特徴的な動きを理解する.

Chapter 6　上葉スクイージング → (eラーニング ▸ スライド6)

仰臥位で行う．第4肋骨より上部の胸郭に軽く手を置く．呼気の最初には軽く圧迫し，徐々に圧を強くする(**図2**).

Chapter 6の確認事項 ▶ eラーニング スライド6対応

1. 上葉スクイージングの手法を理解する.

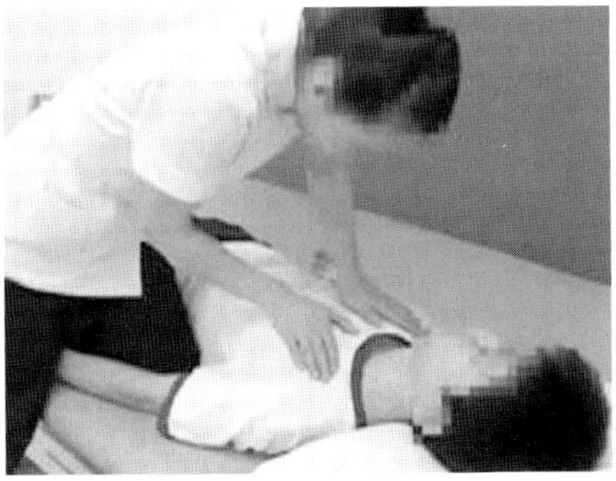

図2　上葉スクイージング

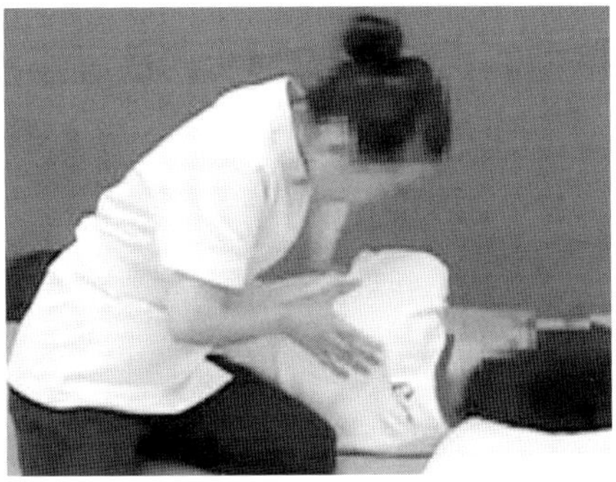

図3　中葉，舌区スクイージング

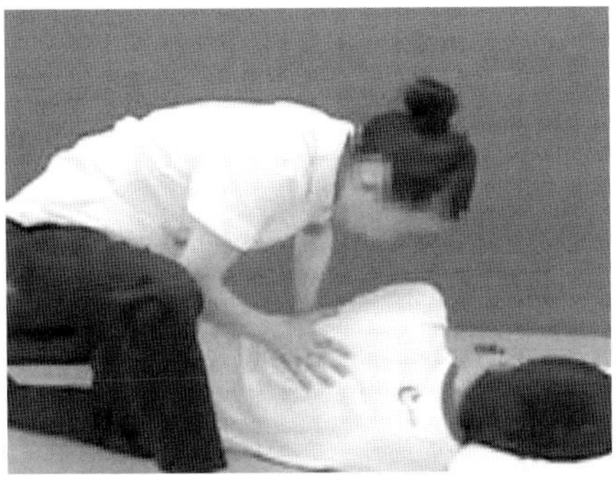

図4　下葉スクイージング

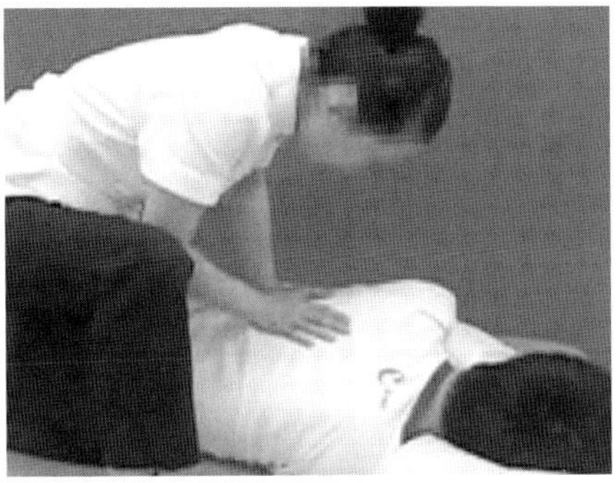

図5　肺底区スクイージング

▶Chapter 7　中葉，舌区スクイージング →（eラーニング▶スライド7）

右肺では中葉，左肺では舌区のスクイージングとなる．体位は仰臥位と側臥位の中間位である．第4肋骨と第6肋骨に挟まれた部分に手を置く（**図3**）．

Chapter 7の確認事項▶eラーニング スライド7対応

1 中葉，舌区スクイージングの手法を理解する．

▶Chapter 8　下葉スクイージング →（eラーニング▶スライド8）

側臥位で行う．中腋窩線と第8肋骨の交点よりも上部に手を置く（**図4**）．

Chapter 8の確認事項▶eラーニング スライド8対応

1 下葉スクイージングの手法を理解する．

▶Chapter 9　肺底区スクイージング →（eラーニング▶スライド9）

下葉肺底区のスクイージングでは，側臥位と腹臥位の中間位，いわゆる3/4腹臥位で行う．背側の手

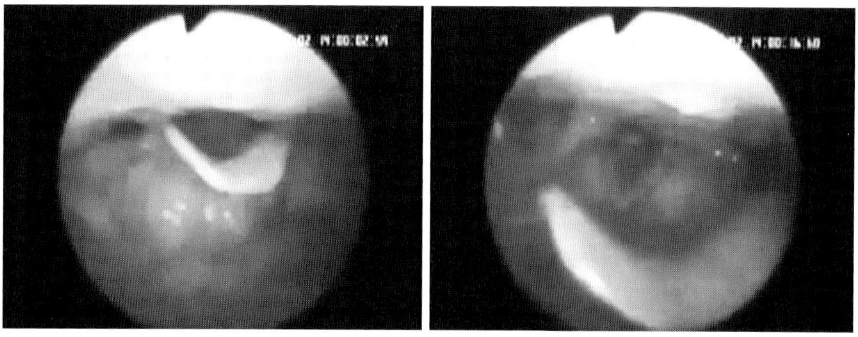

図6　咳とハフィング
左：咳．声帯が閉じている．右：ハフィング．声帯は開いたままである．

・吸気後にハフィング1, 2回行う．
・比較的中枢の気道に貯留する誤嚥物の排出に有効．

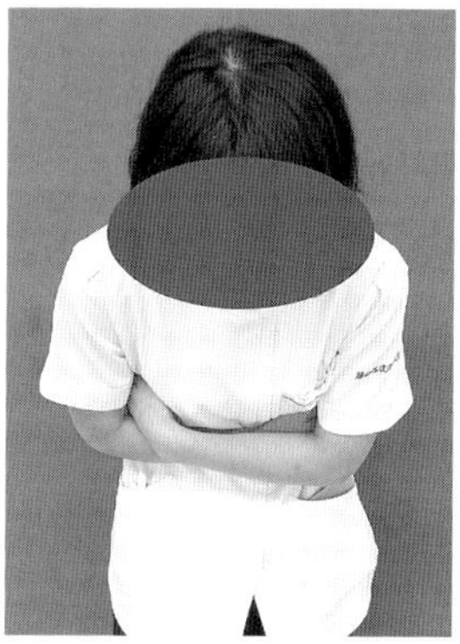

図7　強制呼出手技 (forced expiration technique；FET)

は第10肋骨より上部に，側胸部の手は中腋窩線と第8肋骨の交点よりも上部に置く (**図5**)．

Chapter 9の確認事項 ▶ **eラーニング スライド9対応**

1 下葉肺底区スクイージングの手法を理解する．

▶Chapter 10　**咳とハフィング** → (eラーニング ▶ **スライド10**)

比較的中枢の気道に貯留する痰や誤嚥物に対しては，咳やハフィングが有効となる．咳では声帯は閉じるが (**図6左**)，ハフィングでは声帯を開いたまま，「ハー」と強く息を吐く (**図6右**)．

Chapter 10の確認事項 ▶ **eラーニング スライド10対応**

1 咳やハフィングが中枢気道貯留物に対して有効であることを理解する．
2 咳，ハフィングの手法を理解する．

▶Chapter 11　**強制呼出手技 (FET, 図7)** → (eラーニング ▶ **スライド11**)

吸気後に「ハッハッ」と息を吐く手技を強制呼出手技といい，この手技も比較的中枢の気道に貯留す

表2　嚥下造影直後の誤嚥したバリウム残留位置

	気管	右気管支	左気管支	両側気管支	計
気管上1/3	2	—	—	—	2
気管中1/3	4	—	—	—	4
気管下1/3	3	—	—	—	3
主気管支	—	7	2	3	12
細気管支	—	11	4	4	19
計	9	18	6	7	40

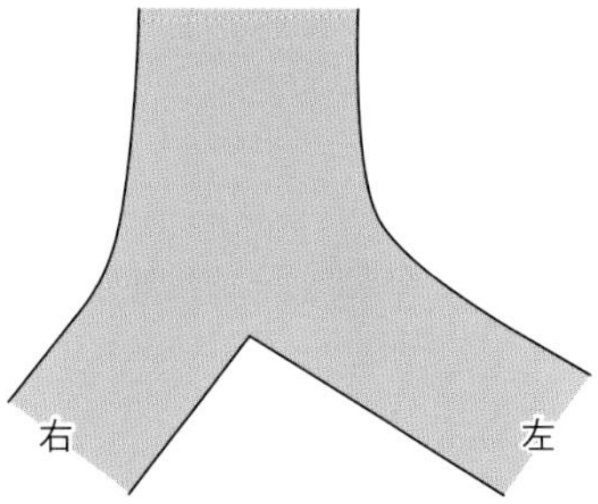

図8　誤嚥の左右差
気管は第5胸椎の高さで左右の主気管支に分岐する．分岐角は右25°，左45°と違うために，右側に入りやすい．

る痰や誤嚥物に対して用いられる．

Chapter 11の確認事項▶eラーニング スライド11対応

1. 強制呼出手技が中枢気道貯留物に対して有効なことを理解する．
2. 強制呼出手技の手法を理解する．

Chapter 12　誤嚥の左右差 → (eラーニング▶スライド12)

気管は第5胸椎の高さで左右の主気管支に分岐するが，分岐角が右25°，左45°と違うため，痰や誤嚥物は右側に入りやすいという特徴がある(**表2，図8**)．嚥下造影終了直後に胸部X線撮影を行い，誤嚥した症例のバリウム残留位置を確認したところ，気管支までにバリウムが既に侵入していることが多く，やはり，右気管支に入っていることが多いという結果になった．誤嚥した部位が不明の場合には，右気管支を疑ったほうがよい．

Chapter 12の確認事項▶eラーニング スライド12対応

1. 誤嚥物は気管の右側に入りやすいことを理解する．

Chapter 13　誤嚥と SpO_2(経皮的酸素飽和度) → (eラーニング▶スライド13)

誤嚥をしても SpO_2 は必ずしも低下しない．ただし，SpO_2 が低下したときには，大量の誤嚥や相対的に誤嚥量が多かった場合，肺疾患や心疾患などの併存，または医学的に不安定な状態を疑う必要がある．したがって，SpO_2 が変化なくても誤嚥していないとはいえないが，SpO_2 が低下した場合にはリスクが高い状態であるという認識が必要である(**表3**)．

Chapter 13の確認事項▶eラーニング スライド13対応

1. 誤嚥しても，SpO_2 が必ずしも低下するわけではないことを理解する．
2. ただし，SpO_2 低下と誤嚥リスクには相関があることを理解する．

表3　誤嚥と SpO_2（経皮的酸素飽和度）

・誤嚥をしても SpO_2 は必ずしも低下しない．
・SpO_2 が低下したときは下記を疑う．
―大量の誤嚥
―相対的に誤嚥量が多い
―肺疾患
―心疾患
―医学的に不安定

文　献

1）加賀谷斉：摂食・嚥下障害に対する呼吸リハビリテーションの適用．日呼ケアリハ学誌，21（1）：9-12，2011.

2）宮川哲夫：動画でわかるスクイージング．安全で効果的に行う排痰のテクニック．中山書店，東京，2005.

3）田中貴志，加賀谷斉，横山通夫，他：嚥下造影検査後の早期呼吸器合併症についての検討．Jpn J Rehabil Med, 47（5）：320-323，2010.

15 窒息・嘔吐への対処法

Lecturer ▶ 神津　玲
長崎大学大学院内部障害
リハビリテーション学教授

学習目標 *Learning Goals*

- 窒息のサインとその対処法を理解する
- 嘔吐への対処法を理解する

▶Chapter 1　窒息とは →（eラーニング▶スライド2）

空気の通り道である気道のいずれか（おもに上気道）に食物や嘔吐物などの異物が詰まって閉塞をきたすことを「異物による気道閉塞」といい，完全な気道閉塞によって換気ができなくなり，ガス交換障害によって低酸素血症を生じて身体の臓器に機能障害を起こした状態を「窒息」という．重篤または完全な気道閉塞は，ただちに治療しなければ死に至る緊急事態である．部分的な気道閉塞では咳嗽，喘鳴などの症状がみられるが，完全な気道閉塞では発声が不可能となり，喉のあたりを両手でつかんだり，かきむしるような動作（チョークサイン）を示すこともある．顔面蒼白（チアノーゼ）さらには徐々に呼吸が減弱して，痙攣や意識消失をきたす． 咳嗽機能や摂食嚥下能力が低下している高齢者などでは，胃内容物の嘔吐やパンや肉，餅などの摂食による気道閉塞のリスクが高く，注意が必要である．

Chapter 1の確認事項▶eラーニング スライド2対応

1 気道閉塞と窒息の違いを理解する．

▶Chapter 2　窒息の見分け方と対応の概略 →（eラーニング▶スライド3）

気道閉塞は，成人の場合通常，食事中に発生する．明らかな理由もなく突然に呼吸困難に陥ったり，チアノーゼや意識消失をきたした場合には異物による気道閉塞を疑う．①部分的な気道閉塞：積極的な咳嗽と呼吸努力を促すとともに，医療者は傍らにつき添い，状態を監視するとともに，大声で応援を要請する．同時に救急システム（各施設の取り決めに準じる）に通報，場合によっては吸引による除去も試みる．②完全な気道閉塞（窒息）：即座に呼吸不可能となる．そのサインは会話不可能，微弱で効果のない咳嗽，甲高い吸気音（あるいは吸気努力に際して音が出ない），顔面のチアノーゼ，チョークサインの出現である．即座に対応しなければ対象者は反応しなくなり，急速に死に至る．

Chapter 2の確認事項▶eラーニング スライド3対応

1 窒息の特徴，対応の概要を理解する．

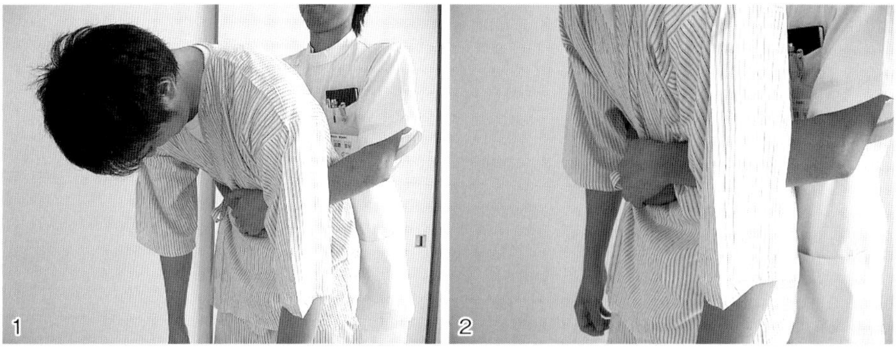

図1　ハイムリック法（その1）
1：介助者は患者のみぞおちに右手を置き，左手を添える.
2：みぞおちに置いた両手で下から上方向に勢いよく圧迫する.

▶Chapter 3　窒息の対処法 →（eラーニング ▶ スライド4）

窒息が疑われる場合，対象者に喉が詰まっているかを問いかけ，うなずいたならば会話が可能かを確認し，話せない状況であったら窒息と判断，ただちに気道異物除去による気道閉塞の解除を試みる．同時に大声で応援を要請するとともに，救急システム（各施設の取り決めに準じる）に通報，対象者の応答，意識がなくなるまで腹部突き上げ法（ハイムリック法）や背部叩打法を実施する．ハイムリック法は横隔膜を押し上げることによって，肺からの呼気を強める．これが人工的な咳嗽となって異物を気道から排出させることになる．上記に加えて，（反応のない対象者では）頭部後屈と下顎挙上により気道を確保し，気道内を観察したうえで，指掻き出し法で気道異物の除去を試みる．続いて呼気吹き込みを行う．これらは，一次および二次救命処置の有資格者が行うべきである．

Chapter 3の確認事項 ▶ eラーニング スライド4対応

1 窒息の初期対応を理解する.

▶Chapter 4　ハイムリック法と背部叩打法 →（eラーニング ▶ スライド5～12）

窒息の対処法として以下の二つがある．

・ハイムリック法（**図1**）

介助者は右手の拳を握り，患者のみぞおちに右手を置き，両手を添えて下から上へ腹部を勢いよく圧迫して腹圧を上げ，胸腔の圧をかけることにより，強い呼気を起こして吐き出させる．

・背部叩打法（**図2**）

介助者は患者のやや後方から，片手で患者の胸もしくは下顎を支えて，うつむかせる（※患者が倒れている場合は，患者を手前に引き起こして横向きにし，介助者の下肢で患者の胸を支え，片手で患者の顔を支える）．もう一方の掌をカップ状にして，患者の左右の肩甲骨の間を強く叩く．

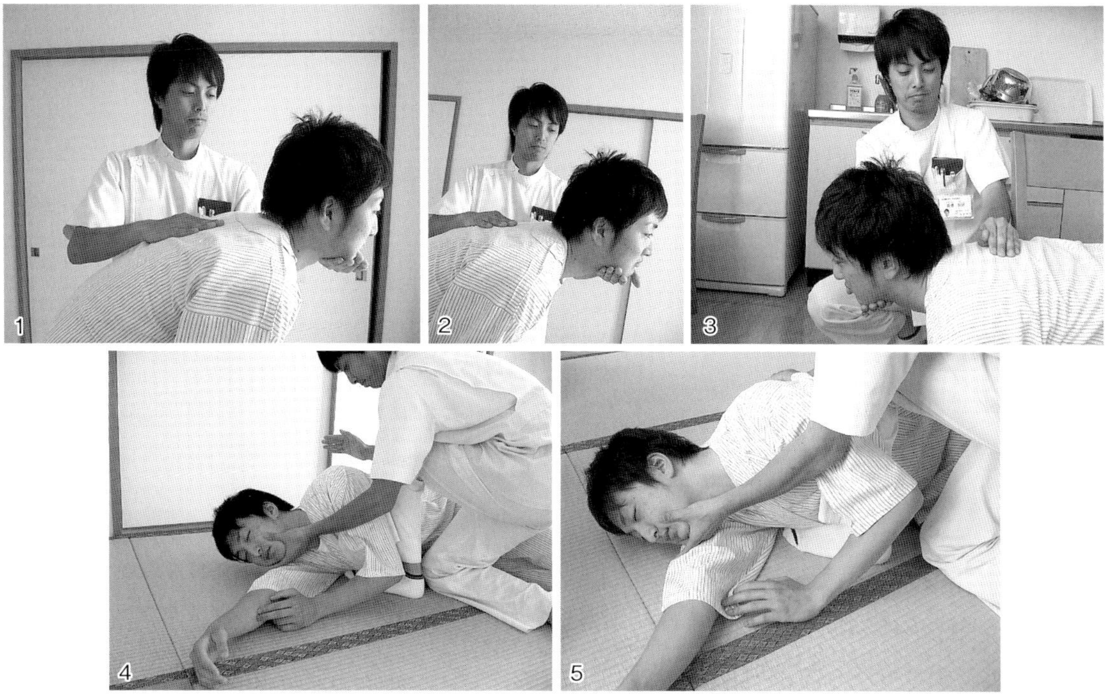

図2　背部叩打法
1～3：介助者は患者の下顎を支持し，反対側の手で背部を叩打する（1，2は坐位．3は臥位）．
4，5：患者が倒れている場合には側臥位となって同様に施術する．

▶Chapter 5　嘔吐の対処法 →（eラーニング▶スライド13～15）

摂食嚥下障害患者では，食道蠕動運動の低下などによって，しばしば胃食道逆流による嘔吐が生じることがある．嘔吐物による窒息や誤嚥の危険性もあり，嘔吐の際には**表1**に従って対応する（**図3**）．

Chapter 5の確認事項▶**eラーニング スライド13～15対応**

1 嘔吐の対処法を理解する．

表1　嘔吐の対処法

- 背中をさすって吐かせる.
- 口腔内の食物残渣を出す.
- 吸引する．吸引機などの医療器具がない場合はガーゼなどを使い口腔内の食物残渣をかき出す.
- 衣服をゆるめる.
- パルスオキシメータを装着し，酸素化を評価，SpO_2 < 90%であれば酸素投与を開始する.
- 吐物は手早く片づけ，水で口腔内をうがいする.
- 吐物が周囲にあると，また嘔気を誘うので，速やかに片付ける .
- 吐物で誤嚥しないよう，顔を横向き，体は横向きまたは上向きにし下半身を軽く曲げお腹を楽にさせて寝かせる(**図3**).
- 吐物は，あとで医師にみせるためにとっておく.
- 再び吐く可能性があるので，洗面器を用意しておく.
- 反復する嘔吐や神経脱落症状(意識障害，麻痺)，頭痛，めまい等があれば，すぐに救急車を呼ぶ.
- 誤嚥が疑われる場合には咳嗽やハフィングなど理学療法によって排出を試みる．吸引も実施可能であるが，吸引刺激によってさらに嘔吐をきたす場合があり，十分な注意を払う必要がある.

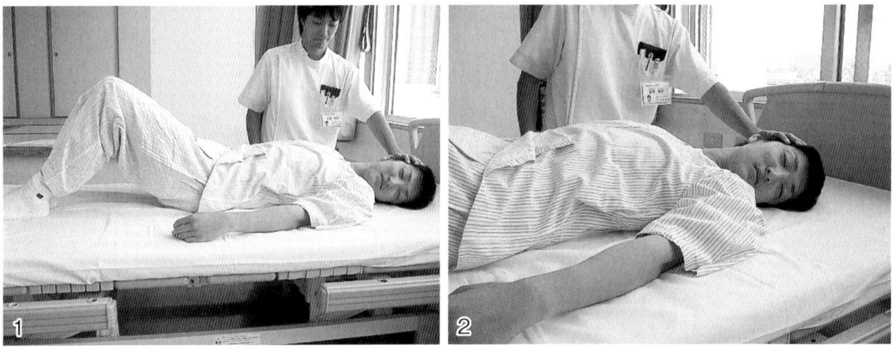

図3　嘔吐の対処法
1，2：顔面を側方に向かせて嘔吐物が口腔外に排出しやすいようにする.

文　献

1) American Heart Association：BLSヘルスケアプロバイダー受講者マニュアル AHAガイドライン2010準拠．シナジー，2011.

16 リスク回避に有用な機器と使い方

Lecturer ▶ 高橋博達
浜松市リハビリテーション病院副院長

学習目標 *Learning Goals*

- バイタルサインの評価に有用な機器の使用法とその注意点がわかる
- 吸引の適応，吸引器の使用方法がわかる

▶ Chapter 1　リスク回避に有用な機器 → (eラーニング ▶ スライド2)

リスク回避の基本は，バイタルサインの確認である．バイタルサインには体温・脈拍・血圧・呼吸数などがある．ここでは，それらの測定に必要な機器のうち，摂食嚥下リハビリテーションにかかわる多くの職種が使用する頻度の高い機器を取り上げる（**表1**）．

喀痰吸引は患者に直接行える職種に制限があるが，2010年よりそれが拡大され（医政発0430第1号平成22年4月30日「医療スタッフの協働・連携によるチーム医療の推進について」），療法士や臨床工学士が喀痰吸引を行えるようになった．これ以外の職種についても，医療施設外の緊急事態に対応が迫られる可能性はあり，吸引手技の概要は知っておくべきである．

表1　リスク回避に有用な機器

・体温計
・電子血圧計
・聴診器
・パルスオキシメーター
・吸引器

▶ Chapter 2　体温測定の意義 → (eラーニング ▶ スライド3)

体温は多くの炎症性疾患で上昇するため，摂食嚥下リハビリテーションにおいては，誤嚥性肺炎の初期徴候として重要な意味をもつ．体温は深部体温と表層体温に分けられ，表層体温は環境温によって変化する．医療の現場でいう体温は，通常，深部体温を指し，深部体温は腋窩温で36.0℃台に調整されている．37.0℃を超えると発熱という（**表2**）．

発熱は，炎症などによる内因性発熱物質や毒素が体温調節中枢に作用して起こる．したがって，肺炎などの感染症では発熱が重要な症状になる．体温を正確に測定することは誤嚥性肺炎を早期に発見するきっかけになるため非常に大切で，普段から患者の平熱を測定する．

Chapter 2の確認事項 ▶ eラーニング スライド3対応

1. 体温・発熱の定義と分類，機序を理解する．
2. 摂食嚥下障害における発熱の意味と体温測定の意義を理解する．

表2　発熱の区分

微　　熱	37.1℃～38.0℃
軽度発熱	38.1℃～38.5℃
中等度発熱	38.6℃～39.0℃
高度発熱	39.1℃以上

表3　体温の変動因子

①年齢：新生児や小児は高い（成人より0.5℃高い）
　高齢者は基礎代謝が低下するので低い
②日内変動：2～6時が低く，15時～20時に高くなる
　その差は1℃未満
③食事：食事の後は上昇
④運動：運動の後は上昇
⑤女性の性周期：排卵前は低温期・排卵後は高温期
⑥環境温度の変化
⑦個人差：日本人の腋窩温の平均値は36.89±0.34℃

※平熱は人によって違うので，一概に何度から発熱と決められない．それぞれの人が，元気なときの平熱をチェックし，それ以上の体温上昇を発熱と考える．

▶Chapter 3　体温の変動因子 →（eラーニング▶スライド4）

体温は，**表3**に示したように，生理的な変動がある．高齢者は一般に体温が低いが，炎症反応としての発熱も起こりにくいことがあり，平熱との差で考えるなど，注意が必要である．

Chapter 3の確認事項▶eラーニング スライド4対応

1 体温の生理的な変動因子を理解する．

▶Chapter 4　体温計の種類と原理 →（eラーニング▶スライド5）

体温計にはいくつか種類があるが，水銀体温計は測定時間が長いので医療現場ではあまり使用されなくなった．電子体温計がおもに使用されている．電子体温計は数十秒で結果が出るが，これは実測値ではなく予測値であり，体温計が温まっていたり，表層体温と深部体温の差が大きいときは誤差が大きくなりやすい．通常の室温で計測するなどの注意が必要である．また製品による性能の差が大きく，価格帯はさまざまであるが，一般には高価なものが信頼性が高いようである．

赤外線体温計は鼓膜温を計測するものであるが，2～3秒程度で計測可能であり，繰り返しの測定で，電子体温計より安定しているといわれているが，体温計の温度が非常に低いと鼓膜が冷やされて低く計測されるので，注意が必要である．

Chapter 4の確認事項▶eラーニング スライド5対応

1 体温計の種類，それぞれの特性と測定上の注意点を理解する．

▶Chapter 5　体温の種類，測定部位と方法 →（eラーニング▶スライド6）

体温の計測部位と計測方法を**表4**，**図1**に示す．

表4　体温の計測方法

①腋窩温：最も一般的な方法
　腋窩の汗をふく．
　腋窩の最深部に前方下方から後上方（45°）に挿入．
　腋窩をしっかりと閉じる（密着していないと外気にさらされて低く測定される）．
　麻痺のある場合は非麻痺側で測定．
②口腔温：乳幼児・高齢者・呼吸困難患者には不向き
　舌下中央部に挿入して口を閉じる（話をしない）．
　測定前は飲食をしない．
③鼓膜温：短時間で測定できるので乳幼児向き
　清潔保持のためのプローブカバーをつける．
　耳介を後上方に引き上げ，外耳道を直線になるようにした状態で挿入．
④その他：直腸温・膀胱温など

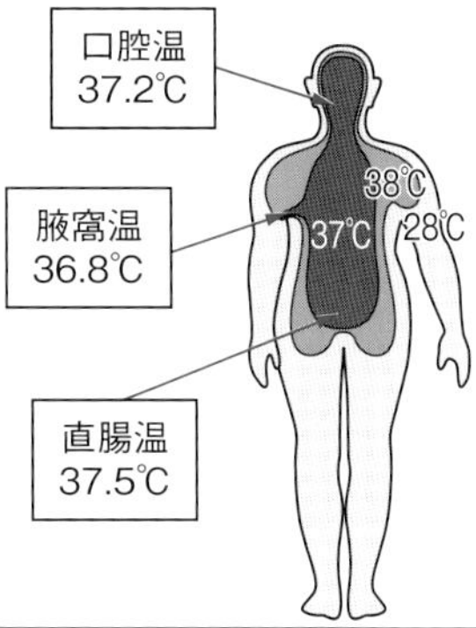

体温は身体の内部のほうが高く，部位によって差異がある．

図1　体温の計測部位

表5　聴診器の役割

【摂食嚥下リハビリテーションの臨床における聴診】
①頸部聴診での誤嚥の有無．
②胸部聴診での誤嚥性肺炎などの肺病変の評価．
③腹部聴診での消化器系の機能評価．

Chapter 5の確認事項 ▶ **eラーニング スライド6対応**

1 体温の計測部位の特徴と計測上の注意点を理解する．

▶Chapter 6　聴診器の役割 →（eラーニング▶スライド7）

聴診器は体内の音を聴くための器械で，その対象は心音・呼吸音・腸音などの生理的な音から心雑音・ラ音・痰の絡まる呼吸音・喘息音などの病態を示す音まで，応用範囲は広い．多くの画像検査や内視鏡検査が発達した現代においても，手軽で非侵襲的，即時的にかつ反復して行える評価法として有用である．摂食嚥下リハビリテーションでは，頸部聴診，胸部聴診，腹部聴診を頻繁に行う（**表5**）．

聴診で正確な診断を行うことは，熟練した医師でも難易度が高い．しかし，異常に気がつくという意味で，正常ではない音や，右肺と左肺の呼吸音の差のようなものの区別は，聴き慣れることで可能になるので，医師でなくても聴診器を積極的に使用してほしい．

Chapter 6の確認事項 ▶ **eラーニング スライド7対応**

1 聴診器は体内の音を聴く診断機器であることと，生理的な音と病態を示す音などについて理解する．
2 摂食嚥下障害における聴診対象となる音と聴診部位について理解する．

▶Chapter 7　聴診器の構造 →（eラーニング▶スライド8）

よくみかける聴診器には，ベル面と膜面がある（**図2**）．ベル面は低音，膜面は高音を聴くのに適している．この使い分けは，心音を聴き分けるためである．医師以外の人はあまり意識しなくてもよい．呼

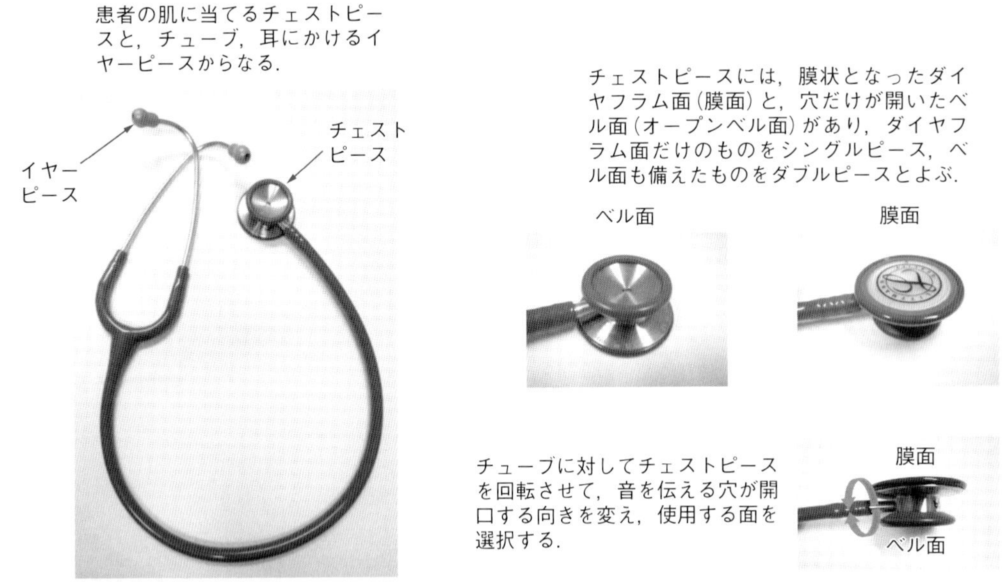

図２　聴診器の構造

吸音と腸音を聴診する場合は膜面のみを使用することが多い．

Chapter ７の確認事項▶eラーニング スライド８対応

1. 聴診器の基本構造である，チェストピースとイヤーピースを理解する．
2. チェストピースにはベル面と膜面の２種類があることと，それぞれの特徴を理解する．

▶Chapter ８　聴診器の使用法 →（eラーニング▶スライド９）

聴診器を耳に装着するときに，聴診器の向きがあるので注意すること．

呼吸音は，胸郭を左右対称に聴き，呼吸音を左右で比較すると，異常がわかりやすい．あらかじめ，健常者の呼吸音を聴いて正常呼吸音を聴き慣れることも大切である．

異常呼吸音の表現として，呼吸音の強弱のほか，「ラ音（ラッセル音）」というものがある．これは，気管，気管支，肺胞に何らかの異常があったときに聴診器で聴こえる呼吸の雑音のことである．喘息などで聴くヒーヒー，ゼーゼーは連続性ラ音，肺に水がたまったとき（肺水腫）や細菌性肺炎で聴こえるプツプツ（水泡音）や間質性肺炎などで聴くバリバリ，ピチピチ（捻髪音）は断続性ラ音といわれる．また水泡音は湿性ラ音，捻髪音のような乾いた感じの音を乾性ラ音という．医師のカルテにはこの専門用語がよく使用される．

なお，頸部聴診については，その他のスクリーニングテストの項（第３分野）を参照のこと．

Chapter ８の確認事項▶eラーニング スライド９対応

1. 聴診器の装着に際しては，イヤーピースの形状によって前後の方向が決まっていることを理解する．
2. 呼吸音の聴診では，正常音を把握しておくことと，左右対称部位で比較することが重要である．
3. 異常呼吸音の種類と機序と表現方法を理解する．

▶Chapter 9　血圧・脈拍測定の意義 →（eラーニング▶スライド10）

血圧とは左心室の収縮によって生じる圧力が動脈血管内に及ぼす圧力で，脈拍は心拍数による脈波を末梢の動脈で計測したものであり，どちらもバイタルサインである．血圧や脈拍は血液の循環状態を反映し，状態変化を秒単位で把握することが可能である．血圧低下は生命の危機に直結するため，重大な病態を迅速に察知し，リスク回避するためには重要な情報である．

正常血圧は診察室での測定で140/90 mmHg以下とされ，これ以上であれば高血圧である．低血圧の基準はないが，収縮期圧80 mmHg以下や，めまいなどの症状の出現で判断する．脈拍は自動血圧計やパルスオキシメーターで自動的に計測される．一般に安静時，60以下を徐脈，100以上を頻脈といい異常と考える．脈は数だけでなくリズムも重要で，一定のリズムでないときは不整という．

リハビリテーションの運動療法においては，運動の可否についての基準がある．参考としてアンダーソン基準を記載しておくが，血圧や脈拍の計測が重要であることがわかる．

●運動を行わないほうがよい場合

① 安静時脈拍数120/分以上
② 拡張期血圧120 mmHg以上
③ 収縮期血圧200 mmHg以上
④ 労作性狭心症を現在有するもの
⑤ 新鮮心筋梗塞1か月以内のもの
⑥ うっ血性心不全の所見の明らかなもの
⑦ 心房細動以外の著しい不整脈
⑧ 運動前にすでに動悸，息切れのあるもの

●途中で運動を中止する場合

① 運動中，中等度の呼吸困難，めまい，嘔気，狭心痛などが出現した場合
② 運動中，脈拍が140/分を超えた場合
③ 運動中，1分間10個以上の期外収縮が出現するか，または頻脈性不整脈（心房細動，上室性または心室性頻脈など）あるいは徐脈が出現した場合
④ 運動中，収縮期血圧40 mmHg以上または拡張期血圧20 mmHg以上上昇した場合

●次の場合は運動を一時中止し，回復を待って再開する

① 脈拍数が運動時の30％を超えた場合，ただし，2分間の安静で10％以下に戻らない場合は，以後の運動は中止するかまたはきわめて軽労作のものにきりかえる
② 脈拍数が120/分を超えた場合
③ 1分間に10回以下の期外収縮が出現した場合
④ 軽い動悸，息切れを訴えた場合

Chapter 9の確認事項▶eラーニング スライド10対応

1 血圧・脈拍の定義と測定の意味を理解する．
2 血圧・脈拍の正常範囲を把握し，運動療法の実施・中止の基準を理解する．

①観血式（Invasive Blood Pressure）
おもに動脈内にカテーテルを挿入して測定.

②非観血式（Non-Invasive Blood Pressure）
上腕などにカフ（マンシェット）を巻いて測定する.

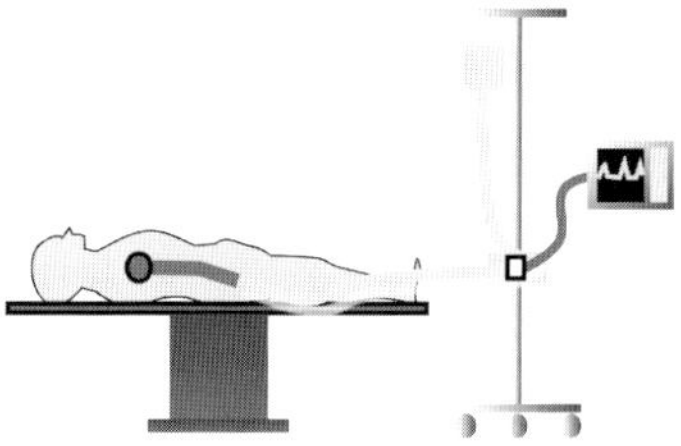

●聴診法（コロトコフ法）
水銀血圧計やアネロイド式血圧計を用いて上腕にマンシェットを巻き，動脈血を遮断した後の血管にぶつかる音（コロトコフ音）を聴診して測定する.

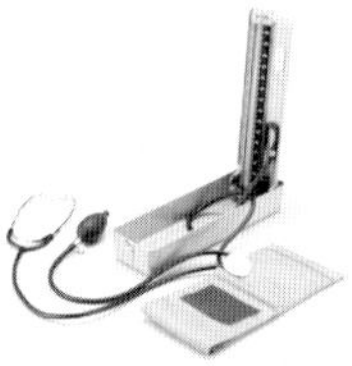

●オシロメトリック法
自動血圧計を用いて上腕にマンシェットを巻き，コロトコフ音とほぼ同時に脈の振動が伝わって，測定される.
※家庭用に手首式の自動血圧計が販売されているが，日本高血圧学会では，上腕式マンシェットの測定を推奨している.

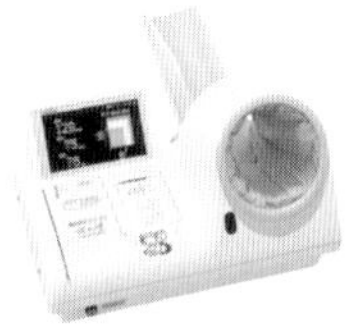

図3　血圧測定方法の種類

▶Chapter 10　血圧測定方法の種類（図3）→（eラーニング▶スライド11）

直接動脈内にカテーテルを挿入する方法は，手術中や集中治療室内で行われる.

通常は，上腕などにマンシェットとよばれる空気袋のついたカフを巻き，空気圧を利用して動脈を圧迫し，空気圧と動脈圧の差を利用して計測する.

医師や看護師が聴診器を用いて計測する方法のほか，自動血圧計が広く使用されるようになっている．オシロメトリック法は誰でも安定した計測ができる.

家庭用では手首で計測するものがあるが，特に高齢者では動脈硬化などの影響があり，なるべく中枢側の動脈で計測するのが望ましいので，上腕計測が推奨される.

Chapter 10の確認事項▶eラーニング スライド11対応

1 血圧測定の方法と原理を理解する.

▶Chapter 11　自動血圧計の正しい測り方と注意点 →（eラーニング▶スライド12）

表6に自動血圧計での計測法を示す.

マンシェットの幅を上腕に合わせることが理想であるが，実際はマンシェットの種類はあまりなく，大人用と子供用がある程度である．るい痩が強い成人に対し子供用のマンシェットを使用することは考慮するべきである.

自動血圧計では脱気の速さが一定であるが，徐脈患者では，脈と脈の間が長いので，ゆっくりと脱気をしないと正確な値が測れない．このような例は手動式を使用したほうがよい.

表6　自動血圧計の正しい測り方と注意点

①マンシェット幅を上腕の太さに合わせる（上腕の直径の1.2～1.5倍）
　狭すぎると血圧は高く検出され，広すぎると低く検出される．
②上腕動脈の拍動が最もよく触れる位置を，マンシェットの動脈位置に
③マンシェットを巻く前に空気を完全に抜き，指1～2本が入る程度の適度な“きつさ”で巻く
　緩すぎると血圧は高く検出され，きつすぎると低く検出される．
④カフの中心が心臓と同じ高さになるようにする
　心臓より高いと血圧は低く検出され，低い位置では血圧は高くなる．
⑤連続測定では誤差を生じる可能性がある
　測定直後には血液が静脈に貯留し，静脈および毛細血管内の圧が上昇し鬱血が起きる；末梢血管の状態が回復するのには，2～3分かかるため，測定間隔をそれ以上にする必要がある．
⑥徐脈の場合には，脈拍間に下がるカフ圧差が大きい
　測定誤差が大きくなることを考慮する．

Chapter 11の確認事項▶eラーニング スライド12対応

1 自動血圧計による，正しい血圧測定の方法を理解する．
2 測定誤差を生じる要因について理解する．

▶Chapter 12　パルスオキシメーターの有用性 →（eラーニング▶スライド13）

パルスオキシメーターは経皮的に動脈血酸素飽和度が測定できる器械で，これで測定した値を経皮的動脈血酸素飽和度（SpO_2）という．動脈血の採血で計測したものは SaO_2 とよばれる．

酸素飽和度は赤血球のヘモグロビンが何パーセント酸素と結合（飽和）しているかの値である．ガス交換の状態の指標の一つで，肺での問題のほか，循環の問題や，呼吸状態，大気圧で変化する．

摂食嚥下リハビリテーションでは，窒息や重度の誤嚥による呼吸状態の変化，誤嚥性肺炎の病態を評価するためにきわめて重要なものである．

Chapter 12の確認事項▶eラーニング スライド13対応

1 パルスオキシメーターによって測定される経皮的動脈血酸素飽和度（SpO_2）の意味を理解する．
2 動脈血採血によって計測される SaO_2 との違いを理解する．
3 摂食嚥下障害リハビリテーションにおける，SpO_2 測定の有用性を理解する．

▶Chapter 13　SpO_2 と PaO_2（動脈酸素分圧）の正常値 →（eラーニング▶スライド14）

SpO_2 の正常値は，95％以上である（**表7**）．90％以上までは臨床的に大きな問題はなく，85％より低くなると，組織におけるガス交換に障害が生じる．

当然ではあるが，これは1気圧で酸素濃度20％での正常値である．

酸素は水にあまり溶けないので，ヘモグロビンが酸素と結合して末梢に運ぶことになる．肺胞から拡散により血中（血漿）に入った酸素がヘモグロビンと結合する．血漿に溶ける酸素の量は圧力に依存し，この圧力は大気圧による．一気圧は約760 Torrで，酸素濃度は約20％なので，大気の酸素分圧は約

表7　SpO_2 と PaO_2（動脈酸素分圧），その正常値

SpO_2；動脈血中の総ヘモグロビンのうち，酸素と結合している酸素化ヘモグロビンの割合

PaO_2 (Partial Pressure of Arterial Oxygen)；動脈血中に溶解し，ヘモグロビンと結合していない酸素分圧を示す（動脈血採血必要）

SpO_2 ― PaO_2 換算表

	SpO_2	PaO_2 (Torr)
	97%	91
	96	82
目安となる値	95	76
	94	71
	92	64
目安となる値	90	59
	87	53
目安となる値	85	50

PaO_2 の年齢別正常範囲

年齢	PaO_2 (Torr)
20	84-95
30	81-92
40	78-90
50	75-87
60	72-84
70	70-81
80	67-79

150 Torrである．この圧力で肺胞壁を通過して酸素は動脈血中に押し出される．肺胞壁を通過するときに抵抗があるので圧力が低下するが，若ければ肺胞壁が通過しやすいので，圧力のロスは小さく，90 Torr程度までしか低下しない．しかし，高齢になると加齢変化で肺胞壁の抵抗が増し，ロスが大きく，70 Torr程度まで低下するようになる．もちろん，さまざまな疾患で肺胞壁が厚くなったりするとこのロスは大きくなり，血漿の酸素の圧力は低下する．圧力が低下すると，血漿に溶ける酸素の量が減ることになる．

酸素分圧が正常の90 Torrぐらいであれば，ヘモグロビンの酸素飽和度は97%とほとんど酸素と結合した状態になる．

末梢では，酸素は血漿から組織液に拡散し各細胞に到達して消費される．組織液の酸素分圧は20から30 Torrと低いので，酸素は十分に移行できる．消費されるとその量の分だけ酸素分圧は低下する．そして酸素分圧が低下するので，ヘモグロビンに結合していた酸素が離れて，血漿中に出る．その酸素が組織に移行し，結果，静脈血の酸素の分圧は40 Torr程度になって肺に戻ってくる．

つまり組織に酸素を運ぶためには，血液の酸素分圧（PaO_2）が一義的に重要であり，それを直接的に反映するのがヘモグロビンの酸素飽和度で，SpO_2 は侵襲なく，ほとんど瞬時に計測が可能なので広く応用される．ちなみに高度5,500 mでは，大気圧が半分になる．この状態で，PaO_2 は50 Torr，SpO_2 で85%となり，非常に過酷な状態であることがわかる．

Chapter 13の確認事項 ▶ **eラーニング スライド14対応**

1. SpO_2 は酸素と結合しているヘモグロビンの割合を表しており，PaO_2 は血漿に溶け込んでいる酸素分圧を表すことを理解する．
2. 肺から末梢の組織に，酸素を運搬する生理的メカニズムを理解する．
3. SpO_2 の値から換算表によって PaO_2 を推定することができ，それらの正常値は加齢により変化することを理解する．

▶ Chapter 14　パルスオキシメーターの原理 →（eラーニング ▶ スライド 15）

パルスオキシメーターの仕組みを詳しく知る必要はないかもしれないが，組織に光を透過させて計測すること，動脈血の拍動を検知して静脈血と区別する仕組みになっていることは知っていたほうがよい．

パルスオキシメーターによる正確な計測のためには，プローブ（センサー）の光を出す側と受ける側がしっかりと向き合っている必要があること，プローブが動いたり振動しないこと，ある程度の血流が保たれていることが必要である．

Chapter 14の確認事項 ▶ **eラーニング スライド 15 対応**

1. 組織に光を当て，動脈血と静脈血の色調の違いを検出することによって，パルスオキシメーターは SpO_2 を計測していることを理解する．
2. SpO_2 を正確に測定するためには，光の透過・光の検知・血流良好な部位の選択などに注意する必要がある．

▶ Chapter 15　SpO_2 測定の実際と注意点 →（eラーニング ▶ スライド 16）

測定の注意点などを**図4**に示す．

先に述べたように，正確な計測はセンサー部がしっかり対向しなければならない．洗濯ばさみ型であれば必ず対向になっているが，ディスポーザブル型では気をつけて取りつけないと対向しないこともあるので要注意である．

Chapter 15の確認事項 ▶ **eラーニング スライド 16 対応**

1. SpO_2 のセンサーの形状によって，正確な測定のポイントが異なることを理解する．

◎通常は，手指をはさむ洗濯ばさみ型のプローブが使われるが，小児・乳児などでは，指に巻きつけて接着させるディスポーザブル型も使用される．
◎耳朶や鼻，前額部に密着させるタイプもある．

【測定の注意点】
①測定範囲は $SpO_2$75～100％とされ，それ以下では測定の信頼性が低下する
②2％程度の測定誤差を含むことを考慮する
③重度の貧血（Hb 5g/dL 以下）では実際より SpO_2 が低値を示す
④一酸化炭素中毒では，数値が高く出る

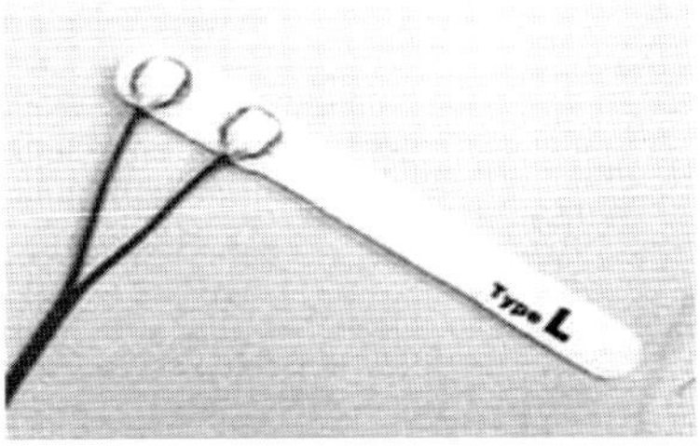

ディスポーザブルのプローブ

値が変だな？と思ったときは……
●プローブの挟み方が弱くないか？（動脈血の拍動が検知されない）
●巻きつけ型のプローブをきつく巻きつけてないか？（血流が遮断され正確に測定できない）
●爪にマニキュアなどが塗られてないか？（光の透過性が落ちる）
●悪寒戦慄などがないか？（アーチファクトで正しく検知されていない）
●末梢の冷感等がないか？（プローブ位置を変えたり，末梢を温める）

図4　SpO_2 測定の実際と注意点

表8　吸引の目的と吸引器の種類

吸引の目的	1．口腔や咽頭内の分泌物，食物，吐物などを吸引排除し，誤嚥の予防を行う． 2．気管から咽頭内や咽頭前庭に排出されたものを除去する． 3．気管カニューレ内の閉塞を防止する． 4．摂食嚥下リハビリテーションにおいては，摂食訓練等に伴う誤嚥や窒息の対策として，必須の手技である．
吸引器の種類	1．アウトレット型；医療ガス配管の吸引の配管端末を利用． 2．電気型；電気駆動のモーター等で駆動し，家庭や施設で利用． 3．手動型；足踏み式やゴム球式があり，電源と医療ガス配管のない状況に対応；停電や災害時，外出時などで使用．

▶Chapter 16　吸引の目的と種類（表8）→（eラーニング▶スライド17）

吸引はリスク回避として，緊急事態の回避のために特に重要である．

医療施設内では吸引が行える職種が限定されるが，医療施設外では，窒息回避のための吸引手技は摂食嚥下リハビリテーションを行う者に要求される事態が生じうるので，準備を怠らないことが大切である．日本理学療法士協会から「吸引プロトコル」が発表されているので，参照してほしい．

吸引の目的は，おもに口腔内や咽頭内の貯留物を除去し，誤嚥や窒息を防ぐものである．口腔や鼻腔からカテーテルを挿入し，咽頭内に到達させる．声門下にカテーテルを挿入はできないので，気道内の分泌物は吸引できない．咳で咽頭に出てきたものや排痰ドレナージなどで咽頭に出たものを吸引することになる．

いずれにしても，咽頭内を刺激するので，不快であり，嘔吐を誘発することもあるので，必要最小限で確実に行わなければならない．

気管内の吸引は，気管カニューレを介して行うが，気管損傷のおそれがあり，特に注意が必要で，初心者は行うべきではない．日本呼吸療法医学会から発表されている「気管内吸引ガイドライン」を参照してほしい．

吸引の種類はいくつかあるが，病室の壁に備えつけるタイプ（アウトレット型），ポータブルの電動型が主流である．手動型は電気の使用できない事態に備える目的であるが機能は不十分である．

また，持続的に口腔内の唾液を吸引する低圧持続吸引器が市販されており，唾液を誤嚥する症例に有用なことがある．

Chapter 16の確認事項▶eラーニング スライド17対応

1. 摂食嚥下障害のリハビリテーションにおいて，吸引操作がリスク回避のための重要な手技であることを理解する．
2. 吸引する部位とその目的や，吸引器の種類と特徴を理解する．
3. 吸引手技は咽頭の刺激を伴うため，不快感や嘔吐を誘発する可能性があることを理解する．

▶Chapter 17　吸引の部位・経路と注意点 →（eラーニング▶スライド18）

吸引の経路を**図5**に示した．

気管内の吸引は，気管分岐部まで届かないように，あらかじめ挿入する長さを確認しなければならな

吸引部位	吸引経路	吸引する対象
口腔～咽頭	経口	口腔内～喉頭周囲の唾液や喀痰
中～下咽頭	経口 or 経鼻	喉頭周囲の唾液や喀痰
気管内	経管	気管内の喀痰や誤嚥物

吸引の経路（右図）と注意点

①経鼻吸引；患者の協力は不要だが，鼻腔・咽頭後壁の損傷の可能性あり
②経口吸引；直視下で安全に挿入可能だが，患者の協力が必要で，嘔吐反射に注意する
③経管吸引；挿管チューブや気切カニューレ内腔からで，気管壁の損傷の可能性あり

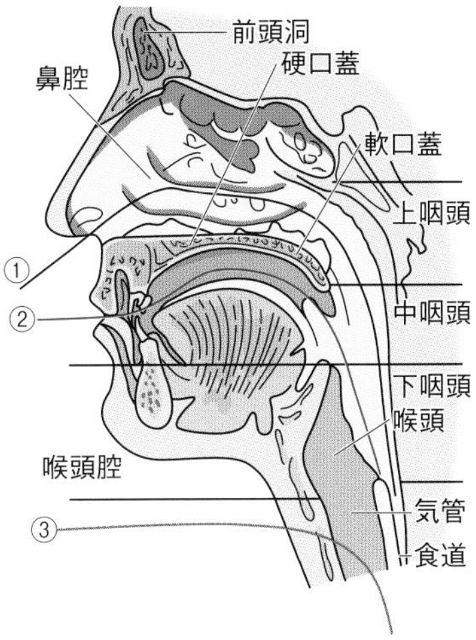

図5　吸引の部位・経路と注意点

い．初心者は気管カニューレ内の吸引にとどめ，より深い吸引が必要と思ったら，熟練者と交代するべきである．

Chapter 17の確認事項▶eラーニング スライド18対応

1 吸引には経口・経鼻・経管の３経路があり，それぞれの吸引部位・吸引する対象や注意点が違うことを理解する．

Chapter 18　吸引の準備と実施 ①→（eラーニング▶スライド19）

図6の写真は，一般的なアウトレット型の吸引器である．吸引チューブを閉塞させて黒のダイヤルを右に回すと，圧力計が動き，圧力は上昇する．この状態で適切な圧を調整する．

使用する吸引カテーテルの構造を知っておく．先端と側面に孔が空いているものがほとんどである．また手元に空気孔があり，これを開放しておくと，吸引圧は先端に届かない．カテーテルを挿入するときは，ここを開放し吸引圧をかけないように挿入し，目的の部位に到達したら，この空気孔を指で閉鎖して吸引を行う．

この空気孔のないカテーテルの場合は，中枢側を指で折って中枢側を閉塞させて挿入するとよい．

吸引すると気道内の空気が引き込まれるので，換気量が低下する．これによるさまざまな反応や喉頭を機械的に刺激した場合に，迷走神経反射などが起こるかもしれないので，モニタリングはしたほうがよい．

Chapter 18の確認事項▶eラーニング スライド19対応

1 ベッドサイドの一般的なアウトレット型吸引器における，吸引圧の調整方法を理解する．
2 吸引管の構造と使用方法を理解する（特に陰圧をかけるときとかけないときの操作方法の違いを確認しておく）．
3 吸引手技自体によって換気量が低下したり，迷走反射などが起こる可能性があることを理解する．

吸引の準備
- ●吸引器；吸引圧は100〜150mmHg（16〜20kPa）に設定
- ●吸引チューブ；吸引カテーテルの1Frは1/3mmなので，成人の場合10〜12Frが適切
- ●水（吸引チューブの通水用）
- ●綿花など（吸引カテーテルの拭き取り用）

吸引の実際①
- ●吸引の前に；肺理学療法によって喀痰を中枢側に移動させておく
- ●ネブライザーによる加湿をすることで，喀痰が軟化し，口腔や鼻腔粘膜が湿潤しチューブが容易となる
- ●リスク管理のためのモニタリング
  - ①パルスオキシメーター；低酸素状態の早期把握とともに，吸引の効果も推定できる
  - ②心電図；吸引刺激による心拍上昇や不整脈の出現をモニタリング
  - ③血圧；吸引刺激による血圧上昇などを把握

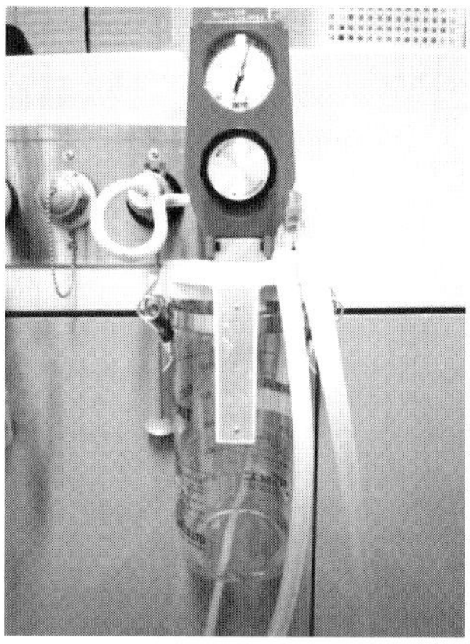

図6　吸引の準備と実施①

表9　吸引の実施②と合併症

吸引の実施②
- ●鼻腔内・口腔内・咽頭内に汚物があれば，チューブ挿入前に除去する；清潔目的と窒息予防の意味で．
- ●愛護的吸引のために
  - ①粘膜損傷を考慮し，吸引圧は100〜150mmHg（16〜20kPa）程度とする．
  - ②吸引圧をかけながらのチューブ挿入は避ける．
  - ③チューブを回転させて効果的な吸引を行い，1回の吸引時間を10秒以内とする．

吸引による合併症
- ●呼吸器系：鼻咽腔や気管粘膜の機械的損傷，無気肺・気胸・低酸素状態，上気道や咽頭の攣縮．
- ●循環器系：不整脈，冠動脈攣縮，心不全誘発，血圧上昇（咳嗽反射や咽頭反射誘発による）．
- ●そ の 他：嘔吐の誘発，疼痛・不快感，頭蓋内圧上昇（咳嗽反射や咽頭反射誘発による）．

▶Chapter 19　吸引の実施②と合併症（表9）→（eラーニング▶スライド20）

吸引は愛護的に行わなければならない．

吸引圧を上げすぎると，カテーテルが粘膜に吸着して，損傷することがある．

1回の吸引時間は10秒以下にしなければならない．これ以上だと換気障害を起こす可能性がある．

合併症は，気管内吸引を行わない限り大きなものはない．

気管内吸引を行うと**表9**に示したような合併症のリスクがある．

以下の対処法は，「気管内吸引ガイドライン」より抜粋した．

●合併症の対処法

吸引操作中に上記の合併症を認めたり，何らかの異常を感じたらすみやかに操作を止め，アセスメントをする．経皮的酸素飽和度モニターを監視して低酸素血症や不整脈などの循環不全がみられる場合は，100%酸素を供給して，すぐに人（同僚，医師）をよぶ．

不整脈や徐脈を誘発する原因として重要なものは，低酸素血症，心筋の低酸素症と，気道刺激による

迷走神経反射である．気道刺激による咳の誘発は気道内圧の上昇をきたし静脈還流の低下，心拍出量の低下をきたすことになる．緊急時にただちに医師の応援が得られる体制を整えておくことは重要である．気管吸引はメディカルコントロール体制下に行われるべきであり，とりわけ緊急時には病院内外を問わず確実に医師の指示，処置が受けられるような体制を整備しておかねばならない．最悪の合併症である心停止をきたした場合にはすみやかに心肺蘇生処置を行わねばならない．そのため気管吸引に従事するものは基礎的な心肺蘇生講習を受講し習得しておくことが望ましい．

Chapter 19の確認事項 ▶ eラーニング スライド20対応

1. 吸引する際には，窒息予防と清潔操作の観点から，鼻腔・口腔の汚物・異物を除去する．
2. 咽頭や気道の粘膜の損傷を避けるため，陰圧は低めとし，チューブ挿入中は陰圧としない．
3. 吸引操作は，合併症を生じる可能性のある手技であることを認識し，その合併症の種類と対処法を理解する．

参考 REFERENCE

リスク回避に有用な機器と使い方

近年，電子カルテの普及が進み，2014年には約25%，2018年には38%の病院・クリニックで導入されている．医師や看護師が入力する文書に加え，体温・脈拍・血圧などのバイタルサインも，電子カルテに入力される重要なデータである．バイタルサインのデータを活用する手順として，①測定し，②電子カルテに入力し，③医師などが確認し診療に活かす，という3段階を踏むこととなる．最近では，これらの最初の2段階を簡便に行えるシステムが開発され，臨床応用されている．通信機能付きの体温計・血圧計・酸素飽和度計・血糖測定器などを，電子カルテ入力用のパソコンにかざすだけで，測定値と測定時間が自動的にカルテ入力されるものであり，看護スタッフの業務効率化に寄与している．（高橋博達）

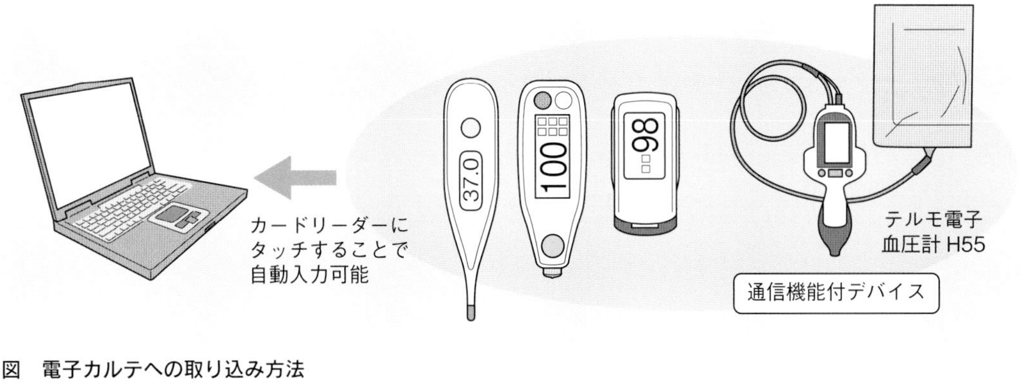

図　電子カルテへの取り込み方法

『バイタルサイン測定機器と電子カルテ連携によるリスク軽減〈「第18回日本看護管理学会学術集会ランチョンセミナー（講演者・山秋直人，宮下洋子：ともに独立行政法人地域医療機能推進機構金沢病院）」より〉』．月刊ナーシング，34（14）：119-122，2014．を参考に作成．

§5

感染対策

e-learning

17 感染防御総論

Lecturer ▶ 市村久美子
秀明大学看護学部教授

学習目標 *Learning Goals*

- 感染の成立のメカニズムがわかる
- 感染防御方法の基本がわかる

▶ Chapter 1　感染の定義と感染症 → (eラーニング ▶ スライド2)

生体側の微生物はまず組織表面に付着し増殖を始めるが，組織侵入・破壊を起こさない場合があり，これを定着(colonization)という．微生物が組織侵入を起こし，生体に影響を与えるのが感染(infection)である．感染によって異常をきたし，症状としてとらえられる場合を感染症という．感染から発病までを潜伏期といい，感染症のなかでも特に激しい全身症状を伴い，ヒトからヒトへ感染するものを伝染病という．

体内で病原微生物が増殖しても，症状が出ない場合を不顕性感染という．高齢者の肺炎などは誤嚥時のむせ症状もなく，夜間の唾液誤嚥などにより，感染症を起こしていても，熱や咳などといった肺炎症状が出ないことがある．これを不顕性肺炎といい，その状態が放置されると重篤になっていく．

Chapter 1の確認事項 ▶ eラーニング スライド2対応

1 感染，感染症の定義を理解する．

▶ Chapter 2　感染の成立 → (eラーニング ▶ スライド3)

感染は，病原体の病原力(組織侵入性・毒素生産性)と生体の感染防御能力の力関係で決まる(**図1**)．つまり，宿主側の感染防御能力が強いと感染は成立しないが，病原微生物側が宿主より強くなると感染が成立する．宿主はヒトだけでなく動物・昆虫・植物などもなりうる．宿主は生体の病原体に対するバリアの力やバリアが突破されて働く好中球やマクロファージの食菌作用などにより抵抗力が左右される．バリアには体表面や外部と交通する部位に生息している生物学的バリア(常在微生物叢)や皮膚や粘膜の損傷から微生物の侵入を防ぐ物理化学的バリアがある．

感染の発症は，ウイルスや細菌，真菌などの病原微生物の存在と宿主側が易感染状態(たとえば高齢者，糖尿病などの基礎疾患がある場合や術後，抗がん剤や免疫抑制剤などの薬物治療を受けている)の場合と，感染経路(空気感染や飛沫感染，接触感染，昆虫感染など)が関与し，これらの要素がすべて満たされたときに感染が成立する．

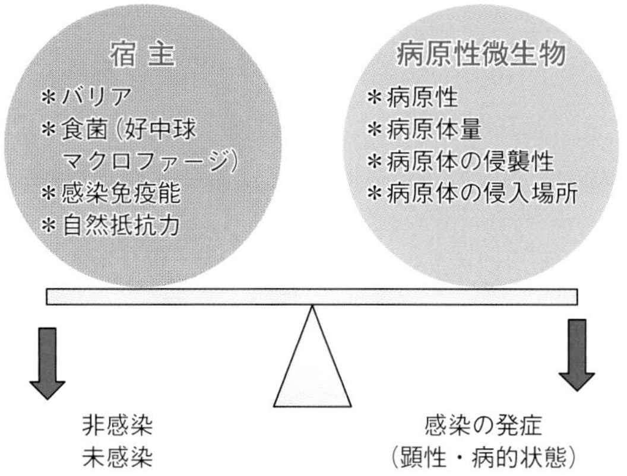

図 1　感染の成立
感染は生体と病原体との相互関係によって起こる．
病原体の病原力（組織侵入性・毒素生産性）と生体の感染防御能力で決まる．

Chapter 2の確認事項 ▶ **eラーニング スライド 3 対応**

1 感染のメカニズムを理解する．
2 感染防御の宿主因子を理解する．
3 病原力となる病原微生物の各種因子を理解する．

Chapter 3　感染の輪 →（eラーニング ▶ **スライド 4**）

感染は「病原微生物」「保菌者（宿主）」「出口」「感染経路」「入り口」「感染しやすい宿主」の六つの条件により成立する（**図 2**）．六つの条件は連鎖しており，その連鎖を一つでも断ち切ることで感染の発症を防ぐことになる．その技術には手洗いや無菌操作などがある．

Chapter 3の確認事項 ▶ **eラーニング スライド 4 対応**

1 感染の成立条件を理解する．

Chapter 4　体内のおもな常在細菌叢 →（eラーニング ▶ **スライド 5**）

体表面や外部と交通している口腔，消化管，上部気道，膣などには多種多様な微生物が生息し，常在細菌叢を形成している（**図 3**）．大腸には，糞便1gあたり10^{11}と最も多く生息しており，そのうち最も多いのが嫌気性菌である．また，口腔内でもほぼ同様な量の病原菌が存在する．これらは，細菌のバリアとして他の細菌を死滅させたり，免疫の賦活作用がある．抗菌薬の服用により感受性の細菌が減少し，耐性の細菌が増殖するなどして菌交代現象が起こる．

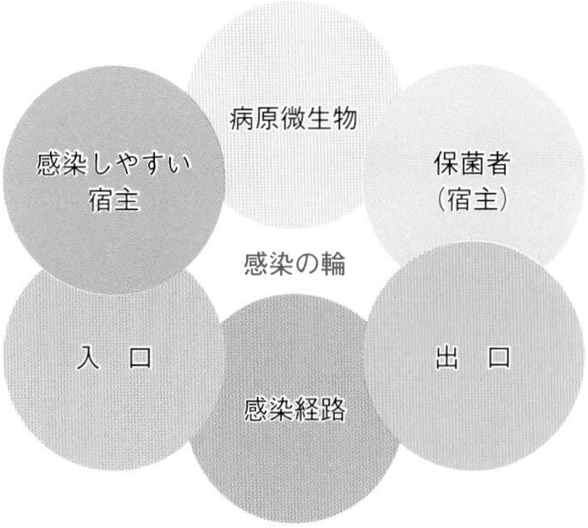

図2　感染の輪

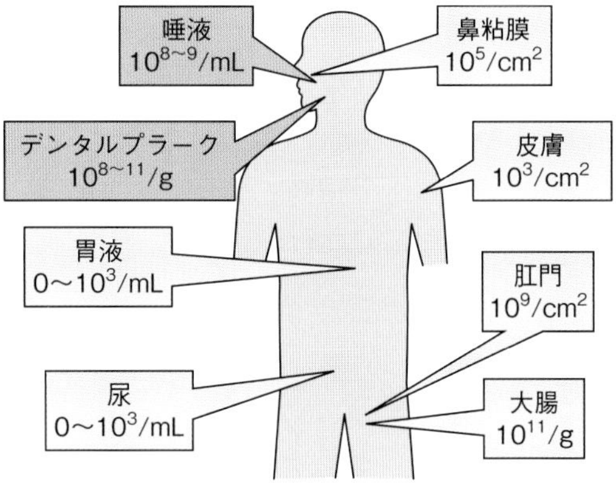

図3　体内のおもな常在細菌叢数

Chapter 4の確認事項 ▶ **eラーニング スライド5対応**

1 体内の常在細菌叢を理解する．

Chapter 5　口腔内バイオフィルム → (eラーニング ▶ スライド6)

自然界にいる細菌の多くは何かに付着して層状のバイオフィルムとして生存している．口腔内は細菌の温床といわれている（**図4**）．なかでも歯垢（デンタルプラーク）は100種類を超える細菌が住み着いており，この細菌の塊がデンタルプラークで，バイオフィルムとして生きている．また，義歯は，レジンとよばれる材料とカンジダ・アルビカンス（*Candida albicans*）などの真菌と親和性があり，それらの微生物が中心となりバイオフィルムを形成する．また，カンジダは抵抗力が低下した高齢者や病者に感染しやすい微生物であり，舌表面では舌苔としてバイオフィルムになりやすい．さらに，頬粘膜や口蓋粘膜，咽頭部までバイオフィルムを形成することもある．

Chapter 5の確認事項 ▶ **eラーニング スライド6対応**

1 バイオフィルムという概念と，口腔内でのバイオフィルム形成を理解する．

Chapter 6　感染経路と病原微生物 → (eラーニング ▶ スライド7)

感染経路は飛沫感染，空気感染，接触感染，経口感染，血液感染，動物を介する感染，性行為感染，垂直感染などがあり，それぞれに病原微生物が存在する（**表1**）．まず，飛沫感染は保菌者の咳やくしゃみなどによって生じた飛沫（水分を含む5 μm以上の粒子）を吸引することで起こる感染であり，インフルエンザウイルスや肺炎球菌などが病原体となる．次に空気感染は空気の流れで飛沫核（直径5 μm以下）が拡散していき，それを吸引することで起こる感染で，結核，麻疹などがある．接触感染は，皮膚・粘膜同士の接触など，微生物が存在する病巣との直接的な接触や汚れた器具を介する等の間接的な接触によって起きる．メチシリン耐性黄色ブドウ球菌（MRSA）やバンコマイシン耐性腸球菌（VRE）は医療

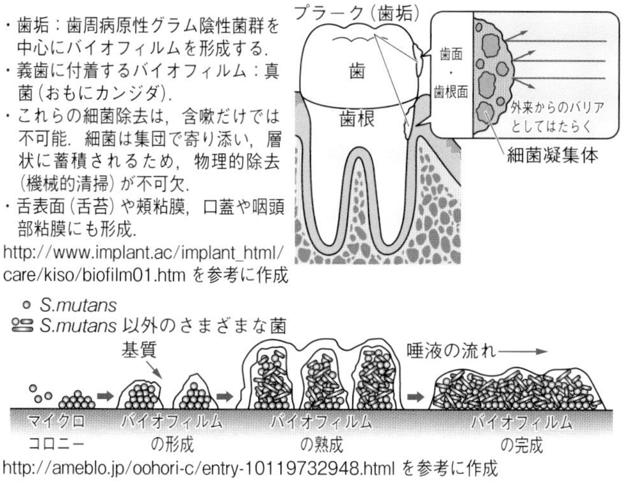

図4　口腔内バイオフィルム

表1　感染経路と病原微生物

飛沫感染	SARSウイルス，インフルエンザウイルス，マイコプラズマ，ムンプスウイルス，肺炎球菌，百日咳菌，風疹 など
空気感染	結核，麻疹，水痘・帯状疱疹ウイルス，痘瘡など
接触感染	ウイルス性角結膜炎，ロタウイルス，細菌性赤痢，単純ヘルペスウイルス，大腸菌，黄色ブドウ球菌 など
経口感染	黄色ブドウ球菌，腸炎ビブリオなど
血液感染	HIVウイルス，B型肝炎ウイルスなど

従事者の手指を介して感染し，院内感染の主要な原因菌となっている.

Chapter 6の確認事項 ▶ **eラーニング スライド7対応**

1 代表的な感染経路を五つあげられるようになる.
2 各種感染の定義を理解する.

Chapter 7　スタンダード・プリコーション(標準予防策) → (eラーニング ▶ スライド8)

CDC(Centers for Disease Control and Prevention/米国疾病管理センター．1996年)の感染対策のガイドラインが指針となる．スタンダード・プリコーションの考え方は，普遍的予防策(universal precautions)の考え方を受け継ぐものである．普遍的予防策はエイズの蔓延を予防する際に，医療従事者をHIV感染から守るために出てきた方法であるが，その考え方をさらに洗練させ，未知なる感染症への対応やこれまで重要視されていなかった手洗いを重要視するようになっている．スタンダード・プリコーションは，すべての患者に対して標準的に行う疾患非特異的な感染予防策である．すべての患者の汗を除く血液・体液，粘膜，傷のある皮膚は，感染の危険があるとみなして対処する考え方である．その方法は，基本的に患者の血液・体液，粘膜，傷のある皮膚に触れたら手を洗う．それに触れそうなときは，手袋，マスク，エプロン，フェースシールド，ゴーグルなどのバリアプリコーションを着用してケアをする．リキャップしないなどの針刺し防止法も含まれる.

Chapter 7の確認事項 ▶ **eラーニング スライド8対応**

1 ユニバーサル・プリコーションを理解する.
2 スタンダード・プリコーションを理解する.
3 両者の違いを明確に理解する.

表2　感染予防の３原則

感染予防の原則	感染対策
感染源対策 （病原体の除去）	手洗い 洗浄・消毒・滅菌 保菌源を除去する…血液・体液・浸出液・廃液・排泄物等の除去，皮膚・粘膜の清潔の保持，寝衣交換，病床環境の整備，ガーゼ交換，使用済みの注射針やシリンジの適切な廃棄　など
感染経路対策 （人体への病原体の侵入経路を遮断する）	スタンダード・プリコーション 手洗い，適切なガウン・マスクの着用，無菌操作，空調設備 汚染された物品・器具の適切な取り扱い（リネン・ユニフォーム等も），皮膚・粘膜の損傷，褥創の予防と管理 ドレーン・カテーテルの管理 隔離法　など
感受性患者対策 〈生体の防御能力（抵抗力）の増強〉	感染に対する防御機能の維持・増強 皮膚・粘膜の清潔の保持，栄養状態・全身状態の管理，水分出納の管理，長期安静臥床患者への適切なケア，ワクチンの投与 ストレスの除去 休息・睡眠　など

▶ Chapter 8　感染予防の３原則 → （eラーニング ▶ スライド9）

感染症の成立には，三つの因子が必要であり，この三つの因子に対して，それぞれ感染対策がとられる（**表2**）．つまり，感染源対策，感染経路対策，感受性患者対策である．しかし，CDCではこれら三つのうち，感染経路の遮断を最も第一義的なものとして認識している．その理由はMRSA感染症を例にとると，MRSA保菌者に対しバンコマイシンなどの強力な対MRSA抗菌薬を投与したり，あるいはムピロシン軟膏を塗布したりしても，全身からMRSAを除去することは難しい．一時的に除菌できたとしても，容易に再保菌することも日常臨床の場でしばしば遭遇する．MRSA感染症を起こすのは，重篤な基礎疾患を有する場合が多く，MRSAワクチンもなく，また基礎疾患が重篤であれば患者の全身状態は容易に回復しがたく，患者の免疫能を向上させるのも困難である．

Chapter 8の確認事項 ▶ eラーニング スライド9対応

1. 感染予防の３原則を理解する．
2. 予防法ごとの具体的な感染対策があげられるようになる．

▶ Chapter 9　摂食嚥下障害患者と感染 → （eラーニング ▶ スライド10）

本来，生物には自然界で生き抜くために身体を守る免疫力が備わっている．免疫は年齢によってその力が変化するが，加齢以外に影響されるのが栄養である．摂食嚥下障害患者はこの栄養状態が不十分になる場合が多く，免疫力が低下しかねない状況となる．摂食嚥下障害による誤嚥を引き起こすだけでは肺炎に至らないが，加えて身体の低栄養状態があると免疫力の低下がみられ，誤嚥性肺炎を発症しやすくなる．また，免疫力の低下や水分摂取の不足による脱水から尿路感染症を引き起こすこともある．

また，経腸栄養の場合，栄養剤の作りおきなどによる腐敗や，栄養ルート内の汚れによって細菌が繁殖しやすい．また，クローズドシステムで投与する場合を除いて，1バッグは6～8時間以上経過すると細菌汚染しやすい．また，経腸栄養を準備する人が十分な手洗いや手袋の使用などを怠って接触感染

表3　感染予防の具体的方法

1．手洗い	＊日常的手洗い：患者に触れる前後，特に口腔ケアや口腔リハビリ，摂食訓練時，経管栄養の準備時． ＊衛生的手洗い：人工呼吸器装着中の患者，気管切開患者，感染症患者，摂食嚥下訓練時．
2．防御具の使用	口腔リハビリ時の手袋装着，飛沫感染を予防する場合のマスクの着用など．
3．洗浄，消毒と滅菌	食具，食器，経管栄養ボトル，口腔ケア用品などに対して，目にみえる汚れを物理的に洗い流す洗浄や，病原微生物を死滅させる（芽包を除く）消毒，場合によってはすべての微生物を死滅させる滅菌．

も起こしやすい．

Chapter 9の確認事項▶eラーニング スライド10対応

1 免疫と栄養の関係を理解する．
2 摂食嚥下障害患者の感染危険因子を理解する．
3 摂食嚥下障害のなかで，特に経腸栄養における感染危険因子を理解する．

▶Chapter 10　感染予防の具体的方法（表3）→（eラーニング▶スライド11）

　感染予防の基本である手洗いは最も重要であるが，実際には必要回数の半分しか行われていないのが現状である．

　おもな常在細菌叢は，グラム陽性球菌やグラム陽性桿菌などで，水による単純な手洗いでは除去できないが，流水と石鹸では除去ができる．医療施設における院内感染防止にも有効である．目にみえる汚れがない場合は，擦式消毒用アルコール製剤による手指消毒でもよい．防御具としてよく使われる手袋は，適切に使用することにより，病原体への感染の機会や患者への感染発生率を減少させる．また，マスクはほとんどの素材が水や湿気で効力が減少するので，使用後は廃棄することが望ましい．

Chapter 10の確認事項▶eラーニング スライド11対応

1 感染予防のための具体的な方法を三つあげられるようになる．
2 どのようなときに，それぞれの予防法を行うのかを理解する．

▶Chapter 11　おもな消毒薬の使用上の注意→（eラーニング▶スライド12）

　消毒は，器具や手指などに付着した微生物を一時的に減らすことである．必ず事前に物や皮膚に付着した汚れを洗浄してから消毒する必要がある．消毒薬は微生物に対して起こす化学反応を利用しているため濃度と温度と時間に左右される．濃度は消毒薬に適した濃度とし，温度は通常20℃以上のほうが効果的である．消毒薬に浸す時間を適正に守ることも必要である．また，消毒薬は混ぜない，継ぎ足さない，移しかえないことが原則である．**表4**に，各種消毒薬と使用上の留意点をまとめた．

表4　おもな消毒薬の使用上の留意点

消毒薬	商品例	使用濃度	消毒対象
次亜塩素酸ナトリウム	ミルトン	0.01%（100 ppm）	哺乳瓶　蛇管 経腸栄養剤投与セット
	ジアノック	1%（10,000 ppm）	ウイルス汚染血液
アルコール	消毒用エタノール 70%イソプロパノール	原液	正常皮膚 アンプル・バイアル 処置台，ドアノブ
クロルヘキシジン	ヒビテン液 マスキン液	0.05%	創部
洗浄剤含有4% クロルヘキシジン	ヒビスクラブ マスキンスクラブ	原液	手指
ベンザルコニウム塩化物	オスバン液 ザルコニン液	0.02%	粘膜
		0.1～0.2%	器材・環境
ベンゼトニウム塩化物	ハイアミン エンゼトニン	0.02%	粘膜
		0.1～0.2%	器材・環境
両性界面活性剤	テゴー51 ハイジール	0.1～0.2%	器材・環境

Chapter 11の確認事項 ▶ eラーニング スライド12対応

1 消毒の定義を理解する．

2 消毒薬使用上の注意点を理解する．

文　献

1) Dorothy Borton：感染予防完全マニュアル．別冊エキスパートナース 8，小学館，東京，pp.126-129，1998.

2) 照林社 編：最新口腔ケア—エビデンスに基づくスタンダード技術．照林社，東京，2001.

3) 洪愛子 編：New 感染管理ナーシング——ベストプラクティス．学習研究社，東京，2006.

4) 洪愛子　阿部俊子 編：看護ケアに生かす感染予防のエビデンス．医学書院，東京，2004.

5) 金森雅彦：こうして防ぐ院内感染—患者の立場から—．医歯薬出版，東京，2005.

6) 東口高志 編：NST完全ガイド—栄養療法の基礎と実践．照林社，東京，2005.

7) 上野川修一，五島朋幸，小山珠美：誤嚥性肺炎予防のための口腔ケアと腸管免疫の重要性．オーラルケア，2006.

8) 尾家重治 編：ここが知りたい！消毒・滅菌・感染防止のQ&A．照林社，東京，2006.

9) 大野義一朗 監：感染対策マニュアル．医学書院，東京，2007.

10) 奈良信雄 編：感染症（総論）．ナースの内科学，第7版，中外医学社，東京，pp.441-453，2008.

11) 北村聖総 編：感染症（基礎知識），臨床病態学 2，ヌーヴェルヒロカワ，東京，pp.404-421，2008.

12) 国公立大学附属病院感染対策協議会：病院感染対策ガイドライン．第2版，国公立大学附属病院感染対策協議会，2015.

18 食中毒の予防

Lecturer ▶ 石野智子
聖隷佐倉市民病院栄養科

学習目標 *Learning Goals*

- 食中毒予防の基本がわかる

▶ Chapter 1　摂食嚥下リハビリテーションにおける食中毒予防 →（eラーニング ▶スライド2）

食中毒を予防するためには，各施設や家庭においての衛生管理の徹底が重要となる．

医療施設，介護施設などは厚生労働省が作成した『大量調理施設衛生管理マニュアル』や『中小規模調理施設における衛生管理の徹底』などに沿って食中毒予防を徹底させることと，各施設に合わせた予防方法を構築することも重要である．

① 経管栄養，訓練に食品を使用するため，食中毒予防を忘れない．

② 高齢者は，年齢とともに胃酸の分泌が低下し，免疫力も低下するので，細菌による食中毒にかかりやすくなる．

③ 訓練の都合上，食事を病棟に取り置きしたり，特別な食具やチューブ類を使用することもあるので，それらの衛生管理にも留意しなければならない．

④ 嚥下調整食の調理では，特別な器具を使用したり，多量に調理して保存することがまれではない．しかも，食事をするのは全般に抵抗力が低下している摂食嚥下障害患者なので，より注意深い管理や，必要に応じた家族への指導が大切になる．

Chapter 1の確認事項 ▶ eラーニング スライド2対応

1. 高齢者の易感染性を理解する．
2. 嚥下調整食，食具などには細菌が付着しやすいことを理解する．

▶ Chapter 2　食中毒の予防 →（eラーニング ▶スライド3）

食中毒を引き起こすおもな原因は，「細菌」と「ウイルス」である．細菌は温度や湿度などの条件がそろうと食物のなかで増殖し，その食物を食べることにより食中毒が引き起こされる．一方，ウイルスは低温や乾燥した環境中で長く生存し，細菌のように食物のなかでは増殖しないが，食物を通じて体内に入ると人の腸管内で増殖し，食中毒を引き起こす．

細菌が原因となる食中毒は，夏場（6月～8月）に多く発生する．食中毒を引き起こす細菌の多くは室温（約20℃）で活発に増殖し始め，人間の体温程度での温度で増殖のスピードが最も速くなる．また，細菌の多くは湿気を好むため，気温も湿度も高くなる梅雨時には細菌による食中毒が増える．

低温や乾燥した環境中で長く生存するウイルスが原因となる食中毒は，冬場（11月～3月）に多く発

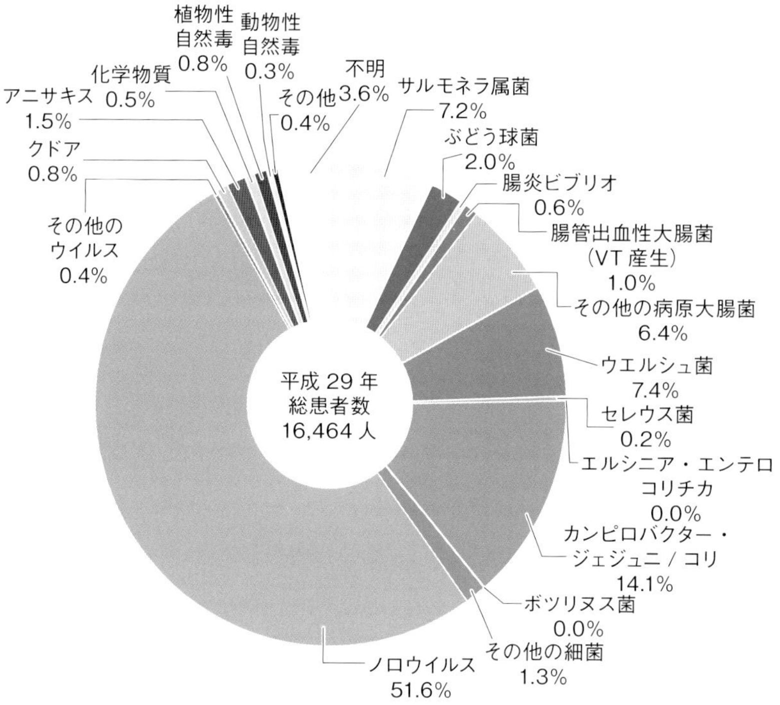

資料：厚生労働省

図1　中毒の原因別にみた患者数

生する．食中毒の原因として代表的なウイルスであるノロウイルスは，調理者から食品を介して感染する場合が多く，他に二枚貝に潜んでいることもある．ノロウイルスによる食中毒は大規模化することが多く，年間の食中毒患者数の5割以上を占めている．

▶Chapter 3　食中毒の原因別にみた患者数 → (eラーニング▶スライド4)

図1に，平成29年度の食中毒の原因別にみた患者数を示す．

▶Chapter 4　食中毒病原菌の種類とその特徴 → (eラーニング▶スライド5)

表1に，食中毒病原菌の種類とその特徴を示す．菌種によってそれぞれ異なった特徴や対策法をもつが，次に示す食中毒防止の重要管理ポイントを押さえ，衛生管理を徹底することで，食中毒は予防できる．

▶Chapter 5　食中毒予防のマニュアル → (eラーニング▶スライド6)

HACCP (**表2**) とは「Hazard Analysis Critical Control Point」の頭文字をとったもので，1960年代に

表1

種類	細菌型						ウイルス型
	感染型				毒素型		
原因微生物	サルモネラ属菌	カンピロバクター	腸炎ビブリオ	腸管出血性大腸菌	黄色ブドウ球菌	ボツリヌス菌	ノロウイルス
主な原因食品	鶏卵・食肉（特に鶏肉）	鶏肉・飲料水	海産魚介類	牛肉，井戸水	食品全般	缶詰，瓶詰，真空パック商品	貝類（カキ），汚染物，保菌者
潜伏期間	6〜72時間	1〜7日	8〜24時間	4〜8日	1〜5時間	8〜36時間	24〜48時間
症状	激しい腹痛，下痢，発熱，嘔吐	発熱，倦怠感，頭痛，吐き気，腹痛，下痢	腹痛，水様下痢，発熱，嘔吐	激しい腹痛と大量の新鮮血を伴う血便	吐き気，嘔吐，腹痛，下痢，通常無発熱	神経症状（複視，発生困難，呼吸困難）筋力低下，吐き気	下痢，嘔吐，腹痛，吐き気，
対策法	加熱に弱いので，肉・卵は十分に加熱（75℃以上，1分以上）する．卵の生食は新鮮なものに限る．低温保存は有効．二次汚染にも注意する．	調理器具を熱湯消毒し，よく乾燥させる．肉と他の食品との接触を防ぐ．食肉は十分な加熱（65℃以上，数分）を行う．	魚介類は新鮮なものでも真水でよく洗う．短時間でも冷蔵庫に保存し，増殖を抑える．60℃，10分間の加熱で死滅．二次汚染にも注意する．	食肉は中心部までよく加熱する（75℃，1分以上）．野菜類はよく洗浄する．低温保存を徹底する．二次汚染にも注意する．重篤な合併症が現れるため，調理全般においての衛生管理を十分に行う．	手指の洗浄，調理器具の洗浄殺菌．手荒れや化膿巣のある人は，食品に直接触れない．防虫，防鼠対策は効果的である．食品の低温保存は有効である．	容器が膨張している缶詰や真空パック食品は食べない．（乳児ボツリヌス症：1歳未満の乳児には蜂蜜を与えないこと）	二枚貝は中心部まで十分に加熱する（85℃〜90℃，90秒間以上）．野菜などの生鮮食品は十分に洗浄する．手指をよく洗浄・消毒する．調理器具等は洗剤を使用し十分に洗浄した後，次亜塩素酸ナトリウム（塩素濃度200 ppm）で拭くか，あるいは，煮沸消毒することが有効である．

米国宇宙局（NASA）宇宙旅行士の食事のために考案された微生物抑制のための安全・衛生管理手法であり，国際的に広く認められた食品の品質を保証する自主的な衛生管理システムである．日本では「危害分析重要管理点」とよばれている．

Chapter 5の確認事項 ▶ eラーニング スライド6対応

1 マニュアルに沿った食中毒予防方法構築の重要性を理解する．
2 HACCPの概要を理解する．

▶Chapter 6 大量調理施設衛生管理マニュアル →（eラーニング ▶ スライド7〜11）

標題のマニュアルは，集団給食施設等における食中毒を予防するために，HACCPの概念に基づき，

表2　HACCP (Hazard Analysis and Critical Control Points) の概念

- 危害分析 (HA)・重要管理点 (CCP) からなる
- HA：原材料の生産から始まり，加工，保存，流通を経て最終消費者に至るまでの各工程，段階において発生する恐れのある各種危害について調査，分析を行い，危害を明らかにすること．
- CCP：HAで明らかにされた危害について，これを防止するために各工程のなかで，特に厳重に管理を行うべき箇所 (重要管理点) を定め，監視を行い，危害の発生を防ぎ，問題が発生した場合は素早く修復できる体制と記録保管システムを備えること．

上記を基本に，それぞれの施設に合わせた予防方法を考えることが重要である．

表3　大量調理施設衛生管理マニュアルの趣旨

1. 原材料受入れおよび下処理段階における管理を徹底すること
   原材料仕入れ経路の記録と保管
   納入業者の定期検査結果 (微生物，理化学検査) の確認
   原材料搬入の調理者の立ち会いと現物確認，記録
   生鮮食品は調理当日に仕入れ，調理
   非加熱食品 (野菜・果物) の洗浄あるいは消毒
2. 加熱調理食品については，中心部まで十分加熱し，食中毒菌を死滅させること
3. 加熱調理後の食品および非加熱調理食品の二次汚染防止を徹底すること
4. 食中毒菌が付着した場合に菌の増殖を防ぐために，原材料および調理後の食品の温度管理を徹底すること

平成９年に厚生省 (現厚生労働省) より給食施設などにおける食中毒を予防するためにHACCPの概念に基づいて作成された．

調理過程における重要項目を示している．集団給食施設等においては，衛生管理体制を確立し，これらの重要管理事項について，点検・記録を行うとともに，必要な改善措置を講じる必要がある．また，これを遵守するため，さらなる衛生知識の普及啓発に努める必要がある．なお，本マニュアルは同一メニューを1回300食以上または1日750食以上を提供する調理施設に適用する．

大量調理施設衛生管理マニュアルの趣旨としては**表3**の4項目が掲げられている．

1）原材料受入れおよび下処理段階における管理の徹底

原材料受入れからカット作業時保存・保管までの調理作業工程の留意点について明記している．

2）加熱調理食品 (時間と温度による病原微生物抑制)

中心部まで十分加熱し食中毒菌を死滅させることが重要である (**表4**)．食中毒はその原因物質によって大きく，細菌性食中毒，化学性食中毒，自然毒による食中毒に分類され，そのほかウイルス性食中毒，寄生虫性食中毒もある．食品を媒介として起こる病気のほとんどは病原性微生物，とりわけ細菌によって起こる．食中毒を引き起こす細菌は多種あり，それぞれ異なった特徴があるが，どの細菌にも共通している弱点は熱に弱いことである．食品の調理工程において，時間と温度の管理を徹底して行うことで食中毒を予防できる．

① 時間と温度管理 (T-T管理) → (eラーニング▶**スライド9**)

「2)」の趣旨に基づくT-T管理は，食品の安全性，品質管理，調理のマニュアル化に必要な加熱調理の加減を時間と温度に分けてデータ化し，管理する方法である．**図2**は細菌と温度の関係を示している．食中毒の予防の重要管理ポイントは“食中毒危険温度帯”を避け，時間と温度の管理を徹底することである．

表4　時間と温度による病原微生物抑制

- 食中毒を起こす細菌は熱に弱い
  加熱調理食品は調理の途中で適当な時間を見はからって食品の中心温度を校正された温度計で3点以上測定し，すべての点において75℃以上（二枚貝等ノロウイルス汚染のおそれのある食品の場合は85℃～90℃で90秒間以上）または，これと同等以上まで加熱されていることを確認するとともに，温度と時間を記録する（加熱調理食品の保存は65℃以上）．
- 細菌は“食中毒危険温度帯”とよばれる16℃～52℃の間で急速に増殖する
  細菌の増殖を防ぐには，下記の点に重点を置き管理する．
  ①腐敗しやすい食品をこの温度帯に放置しないこと．
  ②調理後，2時間経過した食品は廃棄すること．
  ③調理場所の十分な洗浄を行うこと．
- 加熱をしない生野菜などの調理は迅速に行い，10℃以下で保存する

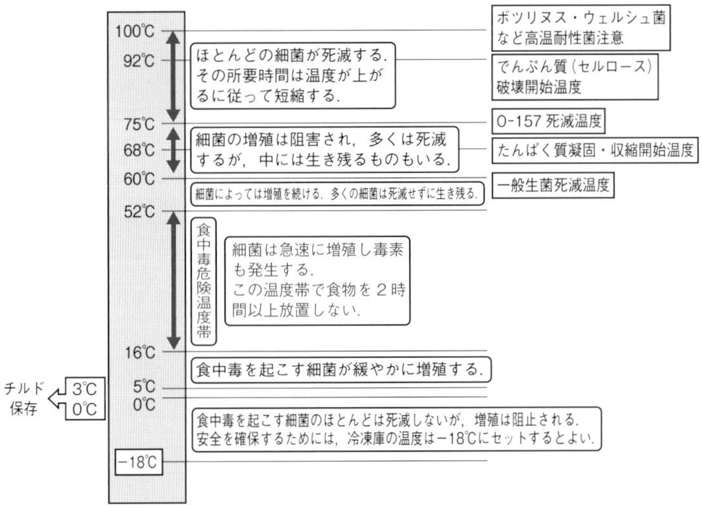

図2　時間と温度管理（T-T管理）

3）二次汚染防止

① 手洗い →（eラーニング ▶ **スライド10**）

大量調理施設衛生管理マニュアルの趣旨3に基づく二次汚染防止の第一は，手洗いの慣行である．**図3**に示した手洗いポイントごとに手洗いを実施し，また2度洗いが効果的である．

② 調理場所および調理器具の洗浄と消毒の徹底 →（eラーニング ▶ **スライド11**）

二次汚染防止策の第二は，調理場所や調理器具は衛生的な状態のものを使用し，調理後は，洗浄・殺菌・乾燥を徹底して行い，衛生状態を保つことである．

さらに，嚥下食調理において使用頻度の高いミキサー類は，分解洗浄できる構造のものを使用し，最低1日1回以上分解して洗浄，殺菌し，乾燥したものを使用すること．

また，ノロウイルスによる食中毒は大規模化することが多いため，塩素系消毒剤（次亜塩素酸ナトリウム，亜塩素酸水，次亜塩素酸水等）を用いてノロウイルスを不活化させる策を講じる必要がある．

調理従事者等は，必ず流水・石けんによる手洗いにより，しっかりと２回手指の洗浄および消毒を行なうこと．

・作業開始前および用便後
・汚染作業区域から非汚染作業区域に移動する場合
・食品に直接触れる作業にあたる直前
・生の食肉類，魚介類，卵殻等微生物の汚染源となるおそれのある食品等に触れた後，他の食品や器具類に触れる場合
・配膳の前

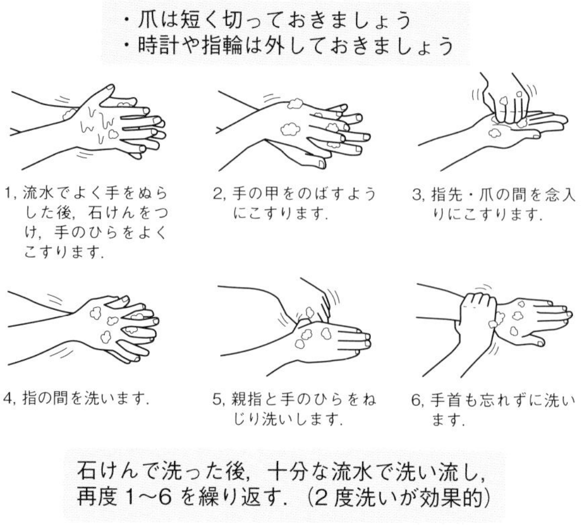

図３　手洗い
図は，サラヤ（株）HPを参考に作成．

表５　食中毒予防の３原則

1．清潔：食品に食中毒菌をつけない
　・衛生的な環境
　・新鮮な原材料
　・清潔な調理器具
　・清潔な手指
　・食品保管の際は食材ごとに区分して保管する
2．迅速：菌をふやさない
　・調理後２時間以内の喫食をする
　・食中毒増殖温度帯を避けた保存，保管をする
3．殺菌：菌の死滅，食中毒危険温度帯を避ける
　・中心温度で 75℃ １分間以上加熱する．
　・使用した調理器具も，洗浄後に熱風（熱湯）殺菌する．

ウイルスの場合は，調理室内に「持ち込まない」ことが重要である．

Chapter 6の確認事項 ▶ eラーニング スライド７～11対応

1 大量調理施設衛生管理マニュアルの四つの要点を理解する．
2 それぞれの要点ごとに，具体的な対応方法を整理する．
3 T-T管理の概要を理解する．

▶Chapter 7　食中毒予防の３原則 →（eラーニング ▶ スライド12）

まとめとして，「食中毒予防の三原則」を示す（**表５**）．

1. 清潔：菌をつけない
2. 迅速：菌をふやさない

3. 殺菌：菌を殺す

さらに，ウイルスの場合は，調理室内へウイルスを「持ち込まない」，「ひろげない」ことが重要である．

1）持ち込まない：健康状態の把握・管理

調理者等が調理室内にウイルスを持ち込まないためには，ウイルスに感染しない，感染した場合には調理室に入らないことである．そのためには，日頃から健康管理や健康状態の把握を行い，嘔吐や下痢の症状がある場合などは調理を行わないようにする．

2）ひろげない：手洗い，定期的な消毒・清掃

万が一，ウイルスが調理室内に持ち込まれても，それが食品に付着しなければ食中毒に至ることはないので，こまめな手洗いを行い，調理器具などは洗剤でよく洗った後，熱風や熱湯消毒を定期的に行うようにする．

医療施設，福祉施設はもとより，家庭においてもこの三原則を遵守することが重要である．

Chapter 7の確認事項▶eラーニング スライド12対応

1 予防３原則と，それぞれについての具体的な対応をあげられるようにする．

文　献

1）厚生労働省：大量調理施設衛生管理マニュアル最終改定（平成29年6月16日生食発0616第11号）．

2）厚生労働省：
https://www.mhlw.go.jp/stf/seisakunitsuite/bunya/kenkou_iryou/shokuhin/syokuchu/index.html

3）佐藤節子，平泉幸子：食中毒のない台所．1996．

4）矢野邦夫，他：食中毒を防ぐ．臨床栄養，27（6）：745-794，2015．

§6

関連法規・制度

e-learning

19 訓練実施に関連する医療関係法規

Lecturer ▶ 鎌倉やよい
日本赤十字豊田看護大学学長

学習目標 *Learning Goals*

- **医師法第17条，歯科医師法第17条によって，医師以外の者による医業の禁止，歯科医師以外の者による歯科医業の禁止が規定されていることがわかる．**
- **保健師助産師看護師法第31条第1項および第32条によって看護師または准看護師以外の者による診療の補助業務の禁止が規定されていることがわかる．**
- **言語聴覚士，理学療法士および作業療法士は，保健師助産師看護師法第31条第1項および第32条の規定にかかわらず，医師または歯科医師の指示のもとに，特定された範囲の診療の補助を業とすることができることがわかる．**
- **歯科衛生士は，保健師助産師看護師法第31条第1項および第32条の規定にかかわらず，歯科医師の指示がある場合に歯科診療の補助を業とすることができることがわかる．**
- **栄養士は栄養指導ができ，管理栄養士は医師の指導のもとに傷病者に対する栄養指導を行うことができるが，診療の補助は実施できないことがわかる．**

Chapter 1 はじめに → (eラーニング ▶ スライド1)

摂食嚥下訓練は医行為（医業）と判断されるため，医業が法律によってどのように定められているのかを理解したうえで，訓練にかかわることが必要である．

医師（歯科医師）以外の者が医業（歯科医業）を行うことは，法によって禁止されている．看護師は診療の補助を行うことを業とすることが規定され，看護師以外の者が診療の補助を行うことを保健師助産師看護師法第31条第1項が禁止している．また，准看護師は医師，歯科医師または看護師の指示を受けて診療の補助を行うことを業とすることが規定され，准看護師以外の者がこれらを行うことを保健師助産師看護師法第32条が禁止している．

これらを受けて，言語聴覚士法，理学療法士及び作業療法士法，および歯科衛生士法では，医師または歯科医師の指示のもとに，保健師助産師看護師法第31条第1項および第32条にかかわらず，職種ごとに限定された範囲について「診療の補助」を実施することが規定されている．

近年，在宅療養における現実的な問題から，これら医療職以外の者が援助する行為が医業に該当するか否か，医業の解釈が示された（医政発第0726005号）．

ここでは，医業（歯科医業）および診療の補助に関する規定を理解したうえで，各専門職が実施することのできる医行為を理解することを目的として解説していく．

表 1　医師以外の者による医業の禁止

第 1 条　医師は，医療及び保健指導を掌ることによって公衆衛生の向上及び増進に寄与し，もつて国民の健康な生活を確保するものとする．

第 17 条　医師でなければ，医業をなしてはならない．

第 31 条　次の各号のいずれかに該当する者は，三年以下の懲役若しくは百万円以下の罰金に処し，又はこれを併科する．

　一　第 17 条の規定に違反した者

　二　虚偽又は不正の事実に基づいて医師免許を受けた者

2　前項第一号の罪を犯した者が，医師又はこれに類似した名称を用いたものであるときは，三年以下の懲役若しくは二百万円以下の罰金に処し，又はこれを併科する．

医師法　昭和 23 年 7 月 30 日法律第 201 号
改正平成 26 年 6 月 13 日法律第 69 号（平成 28 年 4 月 1 日施行）

表 2　歯科医師以外の者による歯科医業の禁止

第 1 条　歯科医師は，歯科医療及び保健指導を掌ることによって，公衆衛生の向上及び増進に寄与し，もつて国民の健康な生活を確保するものとする．

第 17 条　歯科医師でなければ，歯科医業をなしてはならない．

第 29 条　次の各号のいずれかに該当する者は，三年以下の懲役若しくは百万円以下の罰金に処し，又はこれを併科する．

　一　第 17 条の規定に違反した者

　二　虚偽又は不正の事実に基づいて歯科医師免許を受けた者

2　前項第一号の罪を犯した者が，歯科医師又はこれに類似した名称を用いたものであるときは，三年以下の懲役若しくは二百万円以下の罰金に処し，又はこれを併科する．

歯科医師法　昭和 23 年 7 月 30 日法律第 202 号
改正平成 26 年 6 月 13 日法律第 69 号（平成 28 年 4 月 1 日施行）

Chapter 1 の確認事項 ▶ **e ラーニング スライド 1 対応**

1 医業（歯科医業）および診療の補助に関する規定を理解する．

2 各専門職が実施することのできる医行為を理解する．

▶ Chapter 2　医師以外の者による医業の禁止 →（e ラーニング ▶ **スライド 2**）

医師法第 17 条に「医師でなければ，医業をなしてはならない」と規定してされている．また第 31 条には，医師法第 17 条に違反したときの罰則が規定されている（**表 1**）．

▶ Chapter 3　歯科医師以外の者による歯科医業の禁止 →（e ラーニング ▶ **スライド 3**）

同様に，歯科医師法第 17 条に「歯科医師でなければ，歯科医業をなしてはならない」と規定されている．第 29 条には，歯科医師法第 17 条に違反したときの罰則が規定されている（**表 2**）．

▶ Chapter 4　看護師・准看護師の定義 →（e ラーニング ▶ **スライド 4**）

看護師および准看護師は，保健師助産師看護師法によって規定されている．同法第 5 条に看護師が診療の補助を業とすることが認められている．さらに，同法第 6 条では，医師，歯科医師または看護師の指示を受けて，准看護師が診療の補助を行うことを業とすることが規定されている（**表 3**）．

表3　看護師・准看護師の定義

（看護師の定義）

第5条　この法律において「看護師」とは，厚生労働大臣の免許を受けて，傷病者若しくはじょく婦に対する療養上の世話又は診療の補助を行うことを業とする者をいう．

（准看護師の定義）

第6条　この法律において「准看護師」とは，都道府県知事の免許を受けて，医師，歯科医師又は看護師の指示を受けて，前条に規定することを行うことを業とする者をいう．

保健師助産師看護師法　昭和23年7月30日法律第203号

改正平成26年6月25日法律第83号（平成27年10月1日施行）

表4　看護師・准看護師は医師または歯科医師の指示がある場合に限り診療の補助を行うことができる

保健師助産師看護師法

第31条　看護師でない者は，第5条に規定する業をしてはならない．ただし，医師法又は歯科医師法（昭和23年法律第202号）の規定に基づいて行う場合は，この限りでない．

2　保健師及び助産師は，前項の規定にかかわらず，第5条に規定する業を行うことができる．

第32条　准看護師でない者は，第6条に規定する業をしてはならない．ただし，医師法又は歯科医師法の規定に基づいて行う場合は，この限りでない．

第37条　保健師，助産師，看護師又は准看護師は，主治の医師又は歯科医師の指示があつた場合を除くほか，診療機械を使用し，医薬品を授与し，医薬品について指示をしその他医師又は歯科医師が行うのでなければ衛生上危害を生ずるおそれのある行為をしてはならない．ただし，臨時応急の手当をし，又は助産師がへその緒を切り，浣腸を施しその他助産師の業務に当然に付随する行為をする場合は，この限りでない．

Chapter 5　看護師・准看護師は医師または歯科医師の指示がある場合に限り診療の補助を行うことができる → （eラーニング ▶ スライド5）

保健師助産師看護師法第31条第1項では，看護師以外の者が第5条に規定する業，つまり「診療の補助」を行うことを禁止している．同法第32条では，准看護師以外の者が第6条に規定する業を行うことを禁止している．したがって，他の医療専門職が診療の補助を行うときには，同法第31条第1項および第32条に抵触する．さらに，同法第37条において，看護師または准看護師は，医師または歯科医師の指示がなければ，緊急回避を除き，医行為を実施できないことが規定されている．その医行為は「診療機械を使用し，医薬品を授与し，医薬品について指示をしその他医師又は歯科医師が行うのでなければ衛生上危害を生ずるおそれのある行為」として示されている（**表4**）．

また，保健師助産師看護師法の一部改正が平成27年10月1日に施行され，特定行為及び特定行為研修（平成27年3月13日厚生労働省令第33号による）に関連して，第37条の2，第37条の3，第37条の4が追加された．

Chapter 5の確認事項 ▶ **eラーニング スライド5対応**

1　看護師・准看護師が診療の補助を行うときの制限を理解する．

Chapter 6　言語聴覚士は保健師助産師看護師法第31・32条の規定にかかわらず診療の補助として嚥下訓練を業とすることができる → （eラーニング ▶ スライド6）

言語聴覚士は，言語聴覚士法によって規定されている．そして，同法第42条第1項に，保健師助産

表5　言語聴覚士は保健師助産師看護師法第31・32条の規定にかかわらず診療の補助として嚥下訓練を業とすることができる

（言語聴覚士の定義）
第2条　この法律で「言語聴覚士」とは，厚生労働大臣の免許を受けて，言語聴覚士の名称を用いて，音声機能，言語機能又は聴覚に障害のある者についてその機能の維持向上を図るため，言語訓練その他の訓練，これに必要な検査及び助言，指導その他の援助を行うことを業とする者をいう．

（業務）
第42条　言語聴覚士は，保健師助産師看護師法（昭和23年法律第203号）第31条第1項及び第32条の規定にかかわらず，診療の補助として，医師又は歯科医師の指示の下に，嚥下訓練，人工内耳の調整その他厚生労働省令で定める行為を行うことを業とすることができる．

言語聴覚士法　平成9年12月19日法律第132号
改正平成26年6月13日法律第69号（平成28年4月1日施行）

表6　理学療法士および作業療法士の定義

（定義）
第2条　この法律で「理学療法」とは，身体に障害のある者に対し，主としてその基本的動作能力の回復を図るため，治療体操その他の運動を行なわせ，及び電気刺激，マツサージ，温熱その他の物理的手段を加えることをいう．
2　この法律で「作業療法」とは，身体又は精神に障害のある者に対し，主としてその応用的動作能力又は社会的適応能力の回復を図るため，手芸，工作その他の作業を行なわせることをいう．
3　この法律で「理学療法士」とは，厚生労働大臣の免許を受けて，理学療法士の名称を用いて，医師の指示の下に，理学療法を行なうことを業とする者をいう．
4　この法律で「作業療法士」とは，厚生労働大臣の免許を受けて，作業療法士の名称を用いて，医師の指示の下に，作業療法を行なうことを業とする者をいう．

理学療法士及び作業療法士法　昭和40年6月29日法律第137号
改正平成26年6月4日法律51号（平成27年4月1日施行）

師看護師法（昭和23年法律第203号）第31条第1項および第32条の規定にかかわらず，診療の補助として，医師または歯科医師の指示のもとに，嚥下訓練を業とすることができると明記されている（**表5**）．

Chapter 6の確認事項▶**eラーニング スライド6対応**

1　言語聴覚士が嚥下訓練を業とすることを法的に認められた専門職であることを理解する．

▶Chapter 7　理学療法士および作業療法士の定義 →（eラーニング▶**スライド7**）

理学療法士または作業療法士は，理学療法士及び作業療法士法によって規定されている．同法第2条に，理学療法および作業療法が定義され，理学療法士とは「厚生労働大臣の免許を受けて，理学療法士の名称を用いて，医師の指示の下に，理学療法を行なうことを業とする者をいう」，作業療法士とは，「厚生労働大臣の免許を受けて，作業療法士の名称を用いて，医師の指示の下に，作業療法を行なうことを業とする者をいう」と定義されている（**表6**）．

▶Chapter 8　理学療法士または作業療法士が行う診療の補助 →（eラーニング▶**スライド8**）

理学療法士及び作業療法士法第15条第1項において，理学療法士または作業療法士は，保健師助産師看護師法（昭和23年法律第203号）第31条第1項及び第32条の規定にかかわらず，診療の補助として理学療法または作業療法を行うことを業とすることができると明記されている（**表7**）．

表7　理学療法士または作業療法士が行う診療の補助

理学療法師及び作業療法師法
（業務）
第15条　理学療法士又は作業療法士は，保健師助産師看護師法（昭和23年法律第203号）第31条第1項及び第32条の規定にかかわらず，診療の補助として理学療法又は作業療法を行なうことを業とすることができる．
2　理学療法士が，病院若しくは診療所において，又は医師の具体的な指示を受けて，理学療法として行なうマツサージについては，あん摩マツサージ指圧師，はり師，きゆう師等に関する法律（昭和22年法律第217号）第1条 の規定は適用しない．
3　前2項の規定は，第7条第1項の規定により理学療法士又は作業療法士の名称の使用の停止を命ぜられている者については，適用しない．

表8　言語聴覚士・理学療法士・作業療法士は痰の吸引を実施できる

1）喀痰等の吸引
①理学療法士が体位排痰法を実施する際，作業療法士が食事訓練を実施する際，言語聴覚士が嚥下訓練等を実施する際など，喀痰等の吸引が必要となる場合がある．この喀痰等の吸引については，それぞれの訓練等を安全かつ適切に実施する上で当然に必要となる行為であることを踏まえ，理学療法士及び作業療法士法（昭和40年法律第137号）第2条第1項の「理学療法」，同条第2項の「作業療法」及び言語聴覚士法（平成9年法律第132号）第2条の「言語訓練その他の訓練」に含まれるものと解し，理学療法士，作業療法士及び言語聴覚士（以下「理学療法士等」という.）が実施することができる行為として取り扱う．
②理学療法士等による喀痰等の吸引の実施に当たっては，養成機関や医療機関等において必要な教育・研修を受けた理学療法士等が実施するとともに，医師の指示の下，他職種との適切な連携を図るなど，理学療法士等が当該行為を安全に実施できるよう留意しなければならない．今後は，理学療法士等の養成機関や職能団体等においても，教育内容の見直しや研修の実施等の取組を進めることが望まれる．

平成22年4月30日付け医政発0430第1号厚生労働省医政局長通知「医療スタッフの協働・連携によるチーム医療の推進について」

Chapter 9　言語聴覚士，理学療法士および作業療法士は，診療の補助として痰の吸引を実施できる → （eラーニング ▶ スライド9）

平成22年4月30日付け厚生労働省医政局長通知「医療スタッフの協働・連携によるチーム医療の推進について」において，痰の吸引は「言語訓練その他の訓練」に含まれるとの解釈が示され，言語聴覚士は診療の補助として痰の吸引を実施することができるようになった．同様に，痰の吸引は「理学療法」および「作業療法」に含まれるとの解釈が示され，理学療法士および作業療法士は診療の補助として痰の吸引を実施できるようになった．

ただし，痰の吸引を安全に実施するために，必要となる教育・研修を受けた言語聴覚士，理学療法士または作業療法士が行うように示された（**表8**）．

Chapter 9の確認事項 ▶ eラーニング スライド9対応

1 言語聴覚士，理学療法士および作業療法士は，診療の補助として痰の吸引を実施できることを理解する．

Chapter 10　歯科衛生士の定義と業務 → （eラーニング ▶ スライド10）

歯科衛生士は，歯科衛生士法によって規定されている．同法第2条によって歯科衛生士という職種が定義され，その業務として歯牙および口腔の疾患の予防処置（2項目）が規定されている．第2項には，

表9　歯科衛生士の定義と業務

第2条　この法律において「歯科衛生士」とは，厚生労働大臣の免許を受けて，歯科医師（歯科医業をなすことのできる医師を含む．以下同じ.）の指導の下に，歯牙及び口腔の疾患の予防処置として次に掲げる行為を行うことを業とする者をいう．

一　歯牙露出面及び正常な歯茎の遊離縁下の付着物及び沈着物を機械的操作によつて除去すること．

二　歯牙及び口腔に対して薬物を塗布すること．

2　歯科衛生士は，保健師助産師看護師法（昭和23年法律第203号）第31条第1項及び第32条の規定にかかわらず，歯科診療の補助をなすことを業とすることができる．

3　歯科衛生士は，前2項に規定する業務のほか，歯科衛生士の名称を用いて，歯科保健指導をなすことを業とすることができる．

歯科衛生士法　昭和23年7月30日法律第204号
改正平成26年6月25日法律第83号（平成27年4月1日施行）

表10　歯科衛生士は歯科医師の指示がある場合に限り歯科診療の補助を実施することができる

歯科衛生士法

第13条　歯科衛生士でなければ，第2条第1項に規定する業をしてはならない．但し，歯科医師法（昭和23年法律第202号）の規定に基いてなす場合は，この限りでない．

第13条の2　歯科衛生士は，歯科診療の補助をなすに当たつては，主治の歯科医師の指示があつた場合を除くほか，診療機械を使用し，医薬品を授与し，又は医薬品について指示をなし，その他歯科医師が行うのでなければ衛生上危害を生ずるおそれのある行為をしてはならない．ただし，臨時応急の手当をすることは，さしつかえない．

第13条の3　歯科衛生士は，歯科保健指導をなすに当たつて主治の歯科医師又は医師があるときは，その指示を受けなければならない．

第13条の4　歯科衛生士は，歯科保健指導の業務に関して就業地を管轄する保健所の長の指示を受けたときは，これに従わなければならない．ただし，前条の規定の適用を妨げない．

第13条の5　歯科衛生士は，その業務を行うに当たっては，歯科医師その他の歯科医療関係者との緊密な連携を図り，適正な歯科医療の確保に努めなければならない．

保健師助産師看護師法（昭和23年法律第203号）第31条第1項および第32条の規定にかかわらず，歯科診療の補助をなすことを業とすることができると示されている．さらに，第3項には，歯科衛生士の名称を用いて歯科保健指導をなすことを業とすると規定されている（**表9**）．

また，歯科衛生士法が一部改正され，平成27年4月1日に施行された．歯科衛生士法第2条第1項の「歯科医師の直接の指導の下に」が「歯科医師の指導の下に」と改正され，「直接の」指導までは要しないこととなった．これに関連して，第13条の5を追加する改正がなされ，適正な歯科医療の確保に努めることが明記された．さらに，「女子」を「者」へ改正し，附則第2項の「男子」への準用規定が削除された．

Chapter 11　歯科衛生士は歯科医師の指示がある場合に限り歯科診療の補助を実施することができる → （eラーニング▶**スライド11**）

歯科衛生士法第13条は，歯科衛生士以外の者が1）歯牙露出面および正常な歯茎の遊離縁下の付着物および沈着物を機械的操作によって除去すること，2）歯牙および口腔に対して薬物を塗布することを禁止している．

また，第13条の2には，歯科診療の補助を行うとき歯科医師の指示を要することが規定されているが，歯科保健指導を行うときには，主治の歯科医師または医師がいる場合，その指示を受けることが第13条の3に示されている（**表10**）．

表11　歯科衛生士の業務に関連した罰則

第14条　次の各号のいずれかに該当する者は，1年以下の懲役若しくは50万円以下の罰金に処し，又はこれを併科する．

一　第13条の規定に違反した者

二　虚偽又は不正の事実に基づいて免許を受けた者

第18条　次の各号のいずれかに該当する者は，6月以下の懲役若しくは30万円以下の罰金に処し，又はこれを併科する．

一　第8条第1項の規定により業務の停止を命ぜられた者で，当該停止を命ぜられた期間中に，業務を行つた者

二　第13条の2から第13条の4までの規定に違反した者

歯科衛生士法　昭和23年7月30日法律第204号
改正平成26年6月25日法律第83号（平成27年4月1日施行）

表12　医業・歯科医業に関する解釈

・医師，歯科医師，看護師等の免許を有さない者による医業（歯科医業を含む．以下同じ.）は，医師法第17条，歯科医師法第17条及び保健師助産師看護師法第31条その他の関係法規によって禁止されている．

・ここにいう「医業」とは，当該行為を行うに当たり，医師の医学的判断及び技術をもってするのでなければ人体に危害を及ぼし，又は危害を及ぼすおそれのある行為（医行為）を，反復継続する意思をもって行うことであると解している．

平成17年7月26日付け医政発第0726005号厚生労働省医政局長通知
「医師法第17条，歯科医師法第17条及び保健師助産師看護師法第31条の解釈について」

▶Chapter 12　歯科衛生士の業務に関連した罰則 →（eラーニング▶スライド12）

歯科衛生士法第14条および第18条には，歯科衛生士の業務に関する罰則として，第13条，第13条の2，第13条の3，第13条の4に違反したときの内容が規定されている（**表11**）．

▶Chapter 13　医業・歯科医業に関する解釈 →（eラーニング▶スライド13）

平成17年7月26日に，厚生労働省医政局長通知（医政発第0726005号）「医師法第17条，歯科医師法第17条及び保健師助産師看護師法第31条の解釈について」が示された．その通知では，「医業」の解釈として，「当該行為を行うに当たり，医師の医学的判断及び技術をもってするのでなければ人体に危害を及ぼし，又は危害を及ぼすおそれのある行為（医行為）を，反復継続する意思をもって行うことである」と示された．

同通知では，医療機関以外の高齢者介護・障害者介護の現場等において判断に疑義が生じることの多い行為であって原則として医行為ではないと考えられるものが列挙され，その一つに「(2) 重度の歯周病等がない場合の日常的な口腔内の刷掃・清拭において，歯ブラシや綿棒又は巻き綿子などを用いて，歯，口腔粘膜，舌に付着している汚れを取り除き，清潔にすること」が示されている（**表12**）．

Chapter 13の確認事項▶eラーニング スライド13対応

1　医業・歯科医業に関する解釈を理解する

▶Chapter 14　栄養士および管理栄養士の定義 →（eラーニング▶スライド14）

栄養士および管理栄養士は栄養士法によって規定され，第1条にその定義が示されている．栄養士は栄養の指導に従事することを業とする者と規定され，管理栄養士は傷病者に対する療養のために必要な

表 13　栄養士および管理栄養士の定義

第 1 条　この法律で栄養士とは，都道府県知事の免許を受けて，栄養士の名称を用いて栄養の指導に従事することを業とする者をいう．

2　この法律で管理栄養士とは，厚生労働大臣の免許を受けて，管理栄養士の名称を用いて，傷病者に対する療養のため必要な栄養の指導，個人の身体の状況，栄養状態等に応じた高度の専門的知識及び技術を要する健康の保持増進のための栄養の指導並びに特定多数人に対して継続的に食事を供給する施設における利用者の身体の状況，栄養状態，利用の状況等に応じた特別の配慮を必要とする給食管理及びこれらの施設に対する栄養改善上必要な指導等を行うことを業とする者をいう．

栄養士法　昭和 22 年 12 月 29 日法律第 245 号
改正平成 19 年 6 月 27 日法律第 96 号（平成 19 年 12 月 26 日施行）

表 14　管理栄養士は医師の指導のもとに傷病者に対する栄養指導を行うことができる

第 5 条の 5　管理栄養士は，傷病者に対する療養のため必要な栄養の指導を行うに当たつては，主治の医師の指導を受けなければならない．

第 6 条　栄養士でなければ，栄養士又はこれに類似する名称を用いて第 1 条第 1 項に規定する業務を行つてはならない．

2　管理栄養士でなければ，管理栄養士又はこれに類似する名称を用いて第 1 条第 2 項に規定する業務を行つてはならない．

栄養士法　昭和 22 年 12 月 29 日法律第 245 号
改正平成 19 年 6 月 27 日法律第 96 号（平成 19 年 12 月 26 日施行）

栄養の指導ができることが規定されている．さらに，管理栄養士は，特別の配慮を必要とする給食管理およびこれらの施設に対する栄養改善上必要な指導等の実施を業とすることができる（**表 13**）．

▶ Chapter 15　管理栄養士は医師の指導のもとに傷病者に対する栄養指導を行うことができる →（e ラーニング ▶ **スライド 15**）

栄養士法第 5 条の 5 において，管理栄養士が傷病者に対する栄養指導を行うときには，医師の指導を受けなければならないことが規定されている．しかし，栄養士法は，栄養士，管理栄養士による診療の補助を認めていないので，医行為を実施することができない（**表 14**）．

▶ Chapter 16　嚥下訓練が摂食機能療法として算定される専門職 →（e ラーニング ▶ **スライド 16**）

平成 30 年度診療報酬改定に関係して，厚生労働省保険局医療課長から平成 30 年 3 月 5 日付け保医発 0305 第 1 号として「診療報酬の算定方法の制定等に伴う実施上の留意事項について」が通知された．さらに，摂食機能療法を算定できる専門職として，医師または歯科医師のほか，言語聴覚士，看護師，准看護師，歯科衛生士，理学療法士または作業療法士であることが明記された．ただし，嚥下訓練が摂食機能療法として算定される専門職は，言語聴覚士，看護師，准看護師または歯科衛生士である（**表 15**）．

▶ Chapter 17　まとめ →（e ラーニング ▶ **スライド 17**）

医師法第 17 条および歯科医師法第 17 条によって，医師または歯科医師以外の者による医業または歯

表15　嚥下訓練が摂食機能療法として算定される専門職

H004　摂食機能療法

(1) 摂食機能療法は，摂食機能障害を有する患者に対して，個々の患者の症状に対応した診療計画に基づき，医師又は歯科医師若しくは医師又は歯科医師の指示の下に言語聴覚士，看護師，准看護師，歯科衛生士，理学療法士又は作業療法士が1回につき30分以上訓練指導を行った場合に限り算定する．なお，摂食機能障害者とは，以下のいずれかに該当する患者をいう．
   - ア　発達遅滞，顎切除及び舌切除の手術又は脳卒中等による後遺症により摂食機能に障害があるもの．
   - イ　内視鏡下嚥下機能検査または嚥下造影によって他覚的に嚥下機能の低下が確認できるものであって，医学的に摂食機能療法の有効性が期待できるもの．

(2) 医師又は歯科医師の指示の下に言語聴覚士，看護師，准看護師又は歯科衛生士が行う嚥下訓練は，摂食機能療法として算定できる．

平成30年3月5日付け保医発第0305001号厚生労働省保健局医療課長通知「診療報酬の算定方法の制定等に伴う実施上の留意事項について」

表16　まとめ

1. 医師法第17条及び歯科医師法第17条は，医師又は歯科医師以外の者による医業又は歯科医業を禁止している．
2. 保健師助産師看護師法第31条第1項及び第32条は，看護師又は准看護師以外の者が，診療の補助を行うことを禁止している．
3. 看護師又は准看護師は，保健師助産師看護師法第37条によって医師の指示の下に行う診療の補助以外の医業が禁止されている．
4. 言語聴覚士法，理学療法士及び作業療法士法，歯科衛生士法は，「保健師助産師看護師法第31条第1項及び第32条の規定にかかわらず」と禁止を解除して，各専門職が実施できる診療の補助を示している．
5. 言語聴覚士は診療の補助として嚥下訓練を業とすることが法的に規定された専門職である．
6. 医行為である診療の補助を実施するときに，医師又は歯科医師の指示が必要である．歯科衛生士による歯科診療の補助については，歯科医師の指示が必要である．
7. 言語聴覚士，理学療法士及び作業療法士は，診療の補助として痰の吸引を実施することができる．
8. 栄養士は栄養指導を業とし，管理栄養士は医師の指導の下に傷病者に対する栄養指導を行うことができる．しかし，診療の補助は認められていない．

科医業が禁止され，保健師助産師看護師法第31条の第1項および第32条によって，看護師または准看護師以外の者が診療の補助を行うことを禁止している．看護師または准看護師に対しては，同法第37条によって医師の指示のもとに行う診療の補助以外の医業の禁止が規定されている．

言語聴覚士，理学療法士，作業療法士および歯科衛生士は，「保健師助産師看護師法第31条の第1項及び第32条の規定にかかわらず」として，各専門職が実施できる診療の補助が規定されている．言語聴覚士，理学療法士および作業療法士には，平成22年4月30日から痰の吸引が認められた．また，言語聴覚士は，診療の補助として嚥下訓練を業とすることが法的に規定された唯一の専門職である．医行為である診療の補助を実施するとき，医師または歯科医師の指示が必要である．歯科衛生士による歯科診療の補助では，歯科医師の指示が必要となる．

また，栄養士は栄養指導を業とし，管理栄養士は医師の指導のもとに傷病者に対する栄養指導を行うことができるが，診療の補助の実施は認められていない．摂食嚥下リハビリテーションにかかわるとき，法に規定された各専門職の業務の範囲を理解することが重要となる（**表16**）．

Chapter 17の確認事項▶**eラーニング スライド17対応**

1 摂食嚥下リハビリテーションを行うときに，各職種の業務範囲を理解して協働する．

20 摂食嚥下リハビリテーションにかかわる診療報酬

Lecturer ▶ 小野木啓子
藤田医科大学保健衛生学部
リハビリテーション学科教授

学習目標 *Learning Goals*

- 保険診療における診療報酬制度の概要がわかる
- 摂食嚥下リハビリテーションに関する診療報酬のしくみがわかる

▶Chapter 1 診療報酬とは →（eラーニング▶スライド2）

診療報酬とは，保険診療の際に医療行為等について計算される報酬の対価である．診療報酬は，診療報酬点数表に基づいて計算される．「医師・歯科医師の報酬」ではなく，医療行為を行った医療機関・調剤薬局の医業収入の総和を意味する．

医業収入には，医師または歯科医師の医療行為に対する対価である技術料，薬剤師の調剤行為に対する調剤技術料，処方された薬剤の薬剤費，使用された医療材料費，医療行為に伴って行われた検査費用などが含まれ，保険医療機関は実施した診療内容等に基づき，診療報酬明細書（レセプト），請求書を作成し，公的医療保険を請求する．明細書の各項目は金額ではなく点数で表されている．

支払基金や国保連合会が診療報酬明細書（レセプト）上の医療内容や点数算定について審査する．レセプト審査で査定（診療報酬の増減）が行われ，不備等があるときには返戻（医療機関に診療報酬明細書が差し戻されること）となる．

診療報酬の点数は，厚生労働省が告示する．1点は10円である．患者は，診療報酬によって計算された一部を医療機関窓口で支払う．残りは，公的医療保険で支払われる．

Chapter 1の確認事項 ▶ eラーニング スライド2対応

1. 診療報酬の定義を理解する．
2. 診療報酬請求の流れについて，概略を理解する．

▶Chapter 2 リハビリテーション →（eラーニング▶スライド3）

診療報酬点数表におけるリハビリテーション医療は「基本的動作能力の回復等を目的とする理学療法や，応用的動作能力，社会的適応能力の回復等を目的とした作業療法，言語聴覚能力の回復等を目的とした言語聴覚療法等の治療法により構成され，いずれも実用的な日常生活における諸活動の実現を目的として行われる」．

2006年4月の改定により，リハビリテーションに関する診療報酬は，疾患別リハビリテーションに基づいて算定されることになった．

疾患別リハビリテーション料の点数は，患者に対して20分以上個別療法として訓練を行った場合（以下「1単位」という）にのみ算定するものであり，訓練時間が1単位に満たない場合は，基本診療料（初診料，再診料など）に含まれる（20分未満の訓練時間の場合，リハビリテーション料を算定できない）．

疾患別リハビリテーション料は，患者1人につき1日合計6単位（別に厚生労働省が定める者については1日合計9単位）に限り算定できる．

Chapter 2の確認事項▶eラーニング スライド3対応

1 診療報酬上の「リハビリテーション医療」の定義を理解する．
2 リハビリテーション医療の診療報酬算定の概略を理解する．

Chapter 3 疾患別リハビリテーション料 →（eラーニング▶スライド4）

リハビリテーション料は施設基準によって，（Ⅰ），（Ⅱ），（Ⅲ）に分けられる．各疾患群別の点数および算定日数を**表1**に示した．

標準的算定日数を超えた患者については，要介護被保険者以外であれば1月に13単位に限り疾患別リハビリテーション料の所定点数を算定できる．算定単位上限を超えたものについては保険対象外として患者が全額支払うが，通常の保険診療と併用できる選定療養として実施できる．ただし，別表第九の八（**表2**）に掲げる場合については，標準的算定日数を超えた場合であっても，標準的算定日数内の期間と同様に算定できる．

要介護被保険者が入院中に標準的算定日数を超えた場合，月13単位以内に限り所定の点数を算定できる．

令和2年度の診療報酬改定にて，呼吸器リハビリテーション料，難病患者リハビリテーション料の実施者に言語聴覚士が追加された（**表1**には難病患者リハビリテーション料は記載していない）．

Chapter 3の確認事項▶eラーニング スライド4対応

1 診療報酬上の「リハビリテーション医療」の定義を理解する．
2 リハビリテーション医療の診療報酬請求体系の概略を理解する．

表1　疾患別リハビリテーション料　　**リハビリテーション料1単位を表示（令和2年度改定）**

	心大血管疾患	脳血管疾患等	廃用症候群	運動器	呼吸器
リハビリテーション料（I）	205点	245点	180点	185点	175点
リハビリテーション料（II）	125点	200点	146点	170点	85点
リハビリテーション料（III）	−	100点	77点	85点	−
標準的算定日数	150日	180日	120日	150日	90日

◆リハビリテーション料は施設基準によって（I），（II），（III）に分けられる．
◆標準的算定日数を超えた患者については，要介護被保険者以外のものに対して1月に13単位に限り疾患別リハビリテーション料の所定点数を算定できる．
◆ただし，別表第九の八（表2）に掲げる場合については，標準的算定日数を超えた場合であっても，標準的算定日数内の期間と同様に算定できる．
◆標準的算定日数を超えた患者で入院中の要介護被保険者であるものに対しては1月に13単位に限り所定の単位数を算定できる（脳血管疾患等，廃用症候群，運動器リハビリテーションでそれぞれ点数が定められている）．
◆令和2年度の改定にて，呼吸器リハビリテーション料の実施者に言語聴覚士が追加された．

表2　別表第九の八・算定日数の上限の除外対象患者
※別表九の四〜九の七は厚生労働省ホームページ参照のこと

1．失語症，失認及び失行症の患者 高次脳機能障害の患者，重度の頸髄損傷の患者 頭部外傷及び多部位外傷の患者 慢性閉塞性肺疾患（COPD）の患者 心筋梗塞の患者，狭心症の患者 軸索断裂の状態にある末梢神経損傷（発症後１年以内のものに限る）の患者 外傷性の肩関節腱盤損傷（受傷後180日以内のものに限る）の患者 回復期リハビリテーション病棟入院料を算定する患者 回復期リハビリテーション病棟において在棟中に回復期リハビリテーション病棟入院料を算定した患者であって，当該病棟を退棟した日から起算して３月以内の患者（保険医療機関に入院中の患者，介護老人保健施設又は介護医療院に入所する患者を除く） 難病患者リハビリテーション料に規定する患者（先天性または進行性の神経・筋疾患を除く） 障害児（者）リハビリテーション料に規定する患者（加齢に伴って生ずる心身の変化に起因する疾病の者に限る） その他別表九の四から別表九の七までに規定する患者又は廃用症候群リハビリテーション料に規定する患者であって，リハビリテーションを継続して行うことが必要であると医学的に認められる患者
2．先天性または進行性の神経・筋疾患の患者 障害児（者）リハビリテーション料に規定する患者（加齢に伴って生ずる心身の変化に起因する疾病の者を除く）

1 別表第九の八第１号に規定する患者については，治療を継続することにより状態の改善が期待できると医学的に判断される場合
2 別表第九の八第２号に規定する患者については，患者の疾患，状態等を総合的に勘案し，治療上有効であると医学的に判断される場合

▶Chapter 4　別表第九の八・算定日数の上限の除外対象患者

→（eラーニング▶**スライド5**）

表2に，「別表第九の八」を示した．これらの疾患においては，標準的算定日数を超えても，1月13単位以上の算定が可能である．ただし，当該患者が「治療を継続することにより状態の改善が期待できると医学的に判断される場合」または「患者の疾患，状態等を総合的に勘案し，治療上有効であると医学的に判断される場合」であれば，上限なく施行できる．ただし，継続の理由をレセプトの「摘要」欄に記載しなければならない．

Chapter 4の確認事項▶**eラーニング スライド5対応**

1 算定日数上限を除外されるのはどのような場合かを理解する．

▶Chapter 5　脳血管疾患等リハビリテーションの施設基準

→（eラーニング▶**スライド6**）

摂食嚥下リハビリテーションを行う疾患は脳血管疾患等に含まれることが多いため，**表3**に脳血管疾患等リハビリテーション料の施設基準を示した．

Chapter 5の確認事項▶**eラーニング スライド6対応**

1 脳血管疾患等リハビリテーション料を算定できる施設基準を理解する．
2 診療報酬上で，摂食嚥下障害患者に対する言語聴覚士の訓練がどこに位置づけられているかを理解する．

表3　脳血管疾患等リハビリテーションの施設基準

	I	I （STのみ実施する場合）	II	II （STのみ実施する場合）	III
医師 **（回復期リハビリテーション病棟の従事者との併任は不可）**	専任の常勤医師が2名以上（1名は経験を有する）	専任の常勤医師が1名以上	専任の常勤医師が1名以上	専任の常勤医師が1名以上	専任の常勤医師が1名以上
医療職 **（回復期リハビリテーション病棟の従事者との併任は不可）**	①専従の常勤PTが5名以上，②専従の常勤OTが3名以上，③言語聴覚療法を行う場合は専従の常勤STが1名以上，④①から③までの専従の従事者が併せて10名以上	専従のSTが3名以上	専従の常勤PTが1名以上，専従の常勤OTが1名以上，言語聴覚療法を行う場合は専従の常勤STが1名以上（PT，OT，ST合わせて4名以上）	専従のSTが2名以上	専従の常勤PT，OTまたはSTのいずれか1名以上
機能訓練室	160 m^2 以上，言語聴覚療法を行う場合，専用の個別療法室8 m^2 以上	専用の個別療法室8 m^2 以上	病院100 m^2 以上，診療所45 m^2 以上	専用の個別療法室8 m^2 以上	病院100 m^2 以上，診療所45 m^2 以上

専従：専ら当該業務に従事する（兼任不可），専任：当該業務に責任を持ち，対処する（兼任可）．

▶Chapter 6　脳血管疾患等リハビリテーション料の対象となる患者 →（eラーニング▶スライド7）

表4に，脳血管疾患等リハビリテーションの対象となる患者を示した．

Chapter 6の確認事項▶**eラーニング スライド7対応**

1 脳血管疾患等リハビリテーション料の対象患者を理解する．

▶Chapter 7　障害児（者）リハビリテーション →（eラーニング▶スライド8）

地方厚生（支）局長に届出を行った**表5**中の保険医療機関では，障害児（者）リハビリテーション料を算定できる．対象患者についても，**表5**に示した．

Chapter 7の確認事項▶**eラーニング スライド8対応**

1 障害児（者）リハビリテーション料の施設基準の概要，対象患者を理解する．

▶Chapter 8　摂食機能療法 →（eラーニング▶スライド9）

摂食機能療法は，摂食機能障害を有する患者に対して，個々の患者の症状に対応した診療計画書に基づき，医師または歯科医師もしくは医師または歯科医師の指示のもとに言語聴覚士，看護師，准看護師，歯科衛生士，理学療法士，作業療法士が訓練指導を行った場合に限り算定する．なお，摂食機能障害者

表４　脳血管疾患等リハビリテーション料の対象となる患者

急性発症した脳血管疾患またはその手術後の患者	脳梗塞，脳出血，くも膜下出血，脳外傷，脳炎，急性脳症（低酸素脳症等），髄膜炎等
急性発症した中枢神経疾患またはその手術後の患者	脳膿瘍，脊髄損傷，脊髄腫瘍，脳腫瘍摘出術などの開頭術後，てんかん重積発作等
神経疾患	多発性神経炎（ギランバレー症候群等），多発性硬化症，末梢神経障害（顔面神経麻痺）等
慢性の神経筋疾患	パーキンソン病，脊髄小脳変性症，運動ニューロン疾患（筋萎縮性側索硬化症），遺伝性運動感覚ニューロパチー，末梢神経障害，皮膚筋炎，多発性筋炎等
失語症，失認および失行症，高次脳機能障害の患者	
難聴や人工内耳埋込手術等に伴う聴覚・言語機能の障害を有する患者	音声障害，構音障害，言語発達障害，難聴に伴う聴覚・言語機能の障害または人工内耳埋込手術等に伴う聴覚・言語機能の障害
顎・口腔の先天異常に伴う構音障害を有する患者	
舌悪性腫瘍等の手術による構音障害を有する患者	
リハビリテーションを要する状態であって，一定程度以上の基本動作能力，応用動作能力，言語聴覚能力の低下および日常生活能力の低下をきたしている患者	脳性麻痺等に伴う先天性の発達障害等の患者であって，治療開始時のFIM115以下，BI 85以下の状態等

表５　障害児（者）リハビリテーション

６歳未満の患者の場合	（１単位）225点
６歳以上18歳未満の患者の場合	195点
18歳以上の患者の場合	155点

〔施設基準〕
地方厚生（支）局長に届出を行った以下の保険医療機関
・児童福祉法第43条の３及び第43条の４に規定する肢体不自由児施設及び重症心身障害児施設
・同法第７条第６項に規定する国立高度専門医療センター及び独立行政法人国立病院機構の設置する医療機関であって厚生労働大臣の指定する医療機関
・当該保険医療機関においてリハビリテーションを実施している外来患者のうち，概ね８割以上が特掲診療料の施設基準等別表第10の２に該当する患者（下記）である医療機関.
〔対象患者〕
脳性麻痺，胎生期若しくは乳幼児期に生じた脳又は脊髄の奇形及び障害，顎・口腔の先天異常，先天性の体幹四肢の奇形又は変形，先天性神経代謝異常症，大脳白質変性症，先天性又は進行性の神経筋疾患，神経障害による麻痺及び後遺症，言語障害，聴覚障害又は認知障害を伴う自閉症等の発達障害

とは，発達遅滞，顎切除および舌切除の手術または脳卒中等による後遺症により摂食機能に障害があるものをいう.

実施にあたっては，実施計画を作成し，医師は定期的な摂食機能検査をもとに，その効果判定を行う必要がある．開始から3か月以内は毎日算定可能であり，3か月を超えると月4回の算定が可能である（30分以上の場合で1回185点）.

平成28年度診療報酬改定により，摂食機能療法の対象者に「内視鏡下嚥下機能検査・嚥下造影で他覚的に嚥下機能低下が確認でき，医学的に摂食機能療法の有効性が期待できる患者」が追加された.

平成30年度の改定では，脳卒中の患者で摂食機能障害を有するものに対して，脳卒中の発症から14日以内に限り，30分未満（15分以上であること）でも算定可能になった（1回130点）.

表6　摂食嚥下支援加算の算定要件

対象患者	摂食機能療法を算定する患者であって，摂食嚥下に係る専門知識を有した多職種からなるチーム（摂食嚥下支援チーム）の介入によって機能の回復が見込まれるもの
その他の算定条件	・月1回以上，内視鏡嚥下機能評価検査または嚥下造影を実施すること ・検査結果に基づいて摂食嚥下支援計画書を作成すること，または既に摂食機能療法を実施中で当該計画が作成されていない場合には，当該チームにより見直しを行うこととしても差し支えない．当該計画書について，その内容を患者またはその家族等に説明のうえ交付するとともに，その写しを診療録に添付すること． ・検査結果等を踏まえて，摂食嚥下支援チームによりカンファレンスを週1回以上行うこと． ・カンファレンスの結果を踏まえて計画書等の見直しを行った場合は，見直しの要点を診療録等に記載，または計画書の写しを診療録等に添付すること． ・入院時と退院時の嚥下機能の評価等について報告すること． ・摂食嚥下支援加算を算定する月においては，実施した嚥下造影または内視鏡嚥下機能評価検査は別に算定できない．

Chapter 8の確認事項 ▶ **eラーニング スライド9対応**

1 摂食機能療法の概要を理解する．

2 摂食機能療法の算定要件を理解する．

▶Chapter 9　摂食嚥下支援加算（摂食機能療法に対する加算）（200点）

→（eラーニング ▶ **スライド10**）

平成26年度の診療報酬改定において経口摂取回復促進加算が新設され，平成28年度の改定において経口摂取回復促進加算2が新設されたが，令和2年度の改定においてこれらにかわって摂食嚥下支援加算が新設された．

医師，看護師，言語聴覚士，薬剤師，管理栄養士等が共同して摂食機能または嚥下機能の回復のために必要な指導管理を行った場合に，週1回に限り所定点数に加算することができる（**表6**）．

Chapter 9の確認事項 ▶ **eラーニングスライド10対応**

1 摂食嚥下支援加算の算定要件を理解する．

▶Chapter 10　摂食嚥下リハビリテーションにかかわる検査 →（eラーニング ▶ **スライド11**）

表7に，摂食嚥下リハビリテーションで行う代表的な検査である嚥下内視鏡検査と，嚥下造影の点数を示した．嚥下造影は造影剤注入手技として平成22年度から算定できることとなった．なお，DPC（diagnosis procedure combination）方式をとっている病院や回復期リハビリテーション病棟では，算定方法が異なる．DPC方式では，内視鏡検査は出来高算定できる．回復期病棟では検査料を請求できない．

表7　摂食嚥下リハビリテーションにかかわる検査

嚥下内視鏡検査（videoendoscopic evaluation of swallowing；VE）
内視鏡下嚥下機能検査　720点

嚥下造影（videofluoroscopic examination of swallowing；VF）
・透視診断　110点
・撮影（3．造影剤使用撮影）　144点（アナログ撮影）または154点（デジタル撮影）
・造影剤注入手技　嚥下造影　240点

Chapter 10の確認事項 ▶ **eラーニング スライド11対応**

1 VF・VEにかかわる診療報酬について理解する．

Chapter 11　外科的治療 →（eラーニング ▶ スライド12）

平成22年度診療報酬改定により，嚥下機能手術が新設された（**表8**）．

Chapter 11の確認事項 ▶ **eラーニング スライド12対応**

1 嚥下機能手術の所定点数を理解する．

表8　嚥下機能手術

1．輪状咽頭筋切断術	18,810点
2．喉頭挙上術	18,370点
3．喉頭気管分離術	30,260点
4．喉頭全摘術	28,210点

Chapter 12　栄　養 →（eラーニング ▶ スライド13）

表9に，摂食嚥下障害患者の栄養に関する診療報酬点数を示した．
平成28年度改定により，経管栄養法に間歇的経管栄養法加算1日60点が認められた．

Chapter 12の確認事項 ▶ **eラーニング スライド13対応**

1 栄養に関する診療報酬を理解する．

Chapter 13　周術期等における口腔機能の管理 →（eラーニング ▶ スライド14）

平成24年度診療報酬改定にて，がん患者等の周術期等における歯科医師の包括的な口腔機能の管理等が評価されることになった（**表10**）．

平成28年度改定により手術以外に，放射線療法，化学療法を実施（予定）している患者，緩和ケアを実施している患者が加えられた．平成30年度改定では手術を実施しない患者も含まれることから「周術期等」に名称変更された．

表9　栄養

経管栄養

鼻腔栄養　60点（注入回数に関わらず1日60点で算定）

・患者が経口摂取不能のため，薬価基準に収載されている高カロリー薬を経鼻経管的に投与した場合は鼻腔栄養の所定点数及び薬剤料を算定し，食事療養に係る費用又は生活療養の食事の提供たる療養に係る費用及び投薬料は別に算定しない.

・胃瘻より流動食を点滴注入した場合は，鼻腔栄養に準じて算定する.

・平成28年度改定により，間歇的経管栄養法加算1日60点が認められた.

表10　周術期等における口腔機能の管理に関する診療報酬

周術期等口腔機能管理計画策定料　300点

がん等に係る全身麻酔による手術または放射線治療，化学療法もしくは緩和ケアを実施する患者に対して，周術期等の口腔機能の評価および一連の管理計画を策定し，その内容について説明を行い，当該管理計画を文書により提供した場合に算定する.

周術期等口腔機能管理料（Ⅰ）（Ⅱ）

＜目的＞歯科疾患を有する患者や口腔衛生状態不良の患者における口腔内細菌による合併症（手術部位感染，病巣感染），手術の外科的侵襲や薬剤投与等による免疫力低下により生じる病巣感染，人工呼吸管理時の気管内挿管による誤嚥性肺炎等の術後合併症の予防，脳卒中により生じた摂食機能障害による誤嚥性肺炎や術後の栄養障害に関連する感染症等の予防等

周術期等口腔機能管理料（Ⅲ）

放射線治療，化学療法，緩和ケアを実施する患者が対象

令和2年度改定では，周術期等口腔機能管理料（Ⅲ）が見直され，点数が190点から200点に，また同管理料Ⅲを算定した患者に実施される周術期等専門的口腔衛生処置の算定が月2回までできるようになった.

Chapter 13の確認事項▶**eラーニングスライド14対応**

1 周術期等における口腔機能管理に関する診療報酬を理解する.

Chapter 14　舌接触補助床 →（eラーニング▶**スライド15**）

平成22年4月の診療報酬改定にて，摂食機能療法に対する舌接触補助床の診療報酬が請求可能になった．また，平成28年度の改定により，舌圧検査の算定が可能となった．詳細を**表11**に掲げる.

Chapter 14の確認事項▶**eラーニング スライド15対応**

1 舌接触補助床の所定点数，算定要件を理解する.

表11　舌接触補助床にかかわる技術料

脳血管疾患や口腔腫瘍等による咀嚼機能障害等を有する患者に対して，舌接触状態等を変化させて摂食嚥下機能の改善を目的とするために装着する床または有床義歯形態の補助床をいう．なお，「旧義歯を用いた場合」とは，既に製作している有床義歯の形態修正等を行った場合をいう．

【舌接触補助床】
1　新たに製作した場合　2,500点
2　旧義歯を用いた場合　1,000点

【舌圧検査】140点
加齢等による口腔機能の低下が疑われる患者に対し，口腔機能低下症の診断を目的として実施した場合に3月に1回に限り算定する．舌接触補助床を装着する患者，口蓋補綴、顎補綴を装着する患者，広範囲顎骨支持型装置埋入手術の対象となる患者に対して舌圧検査をした場合，月2回に限り算定できる．

表12　歯科口腔リハビリテーション料1

1　有床義歯の場合
　イ　ロ以外の場合　104点
　ロ　困難な場合　124点
2　舌接触補助床の場合　194点
3　その他の場合　189点
・有床義歯の場合は月1回算定．
・有床義歯における困難な場合とは
　ア）総義歯を装着した患者．
　イ）9歯以上の局部義歯を装着した患者．
・2，3は月4回算定可．
・3は口蓋補綴・顎補綴により算定した装置を装着している患者が対象．

表13　非経口摂取患者口腔粘膜処置（1口腔につき100点）

対象患者：経管栄養等を必要とする経口摂取が困難な療養中の患者であって，口腔疾患を有する者のうち，患者自身による口腔清掃が困難なもの
算定条件：経口摂取が困難な患者に対して，歯科医師またはその指示を受けた歯科衛生士が口腔衛生状態の改善を目的として，痂疲等の除去（機械的歯面清掃を含む）を行った場合に，月2回に限り算定する．

▶Chapter 15　歯科口腔リハビリテーション料1 →（eラーニング▶スライド16）

平成26年度の診療報酬改定にて歯科口腔リハビリテーション料1, 2が新設された．ここでは1のみ記載した（**表12**）．

また，令和2年度改定にて非経口摂取患者口腔粘膜処置が新設された（**表13**）．

Chapter 15の確認事項▶**eラーニング スライド16対応**

1 歯科口腔リハビリテーション料1の概要について理解する．

▶ Chapter 16　歯科訪問診療料 →（eラーニング▶スライド17）

平成30年度の改定では効率的で質の高い在宅歯科医療の提供体制を確保するために歯科訪問診療料やその加算が見直された．また，令和2年度では令和元年10月1日からの消費税率10%への引き上げに伴い，訪問診療料の点数が以下のようになっている．

歯科訪問診療Ⅰ　1,100点

歯科訪問診療Ⅱ　361点

歯科訪問診療Ⅲ　185点

【算定要件（下図参照）】

		同一の建物に居住する患者数		
		1人	2人以上9人以下	10人以上
患者1人につき診療に要した時間	20分以上	歯科訪問診療1	歯科訪問診療2	歯科訪問診療3

・診療時間が20分未満の場合は，1～3の所定点数の100分の70に相当する点数により算定する．

歯科訪問診療補助加算

・歯科衛生士が，歯科医師と同行のうえ，歯科訪問診療の補助を行った場合に算定する．

・在宅療養支援歯科診療所1，在宅療養支援歯科診療所2又はかかりつけ歯科医機能強化型歯科診療所の場合

(1) 同一建物居住者以外の場合115点，(2) 同一建物居住者の場合50点

・上記以外の歯科医療機関の場合

(1) 同一建物居住者以外の場合90点，(2) 同一建物居住者の場合30点

Chapter 16の確認事項▶eラーニング スライド17対応

1 歯科訪問診療料の概要を理解する．

▶ Chapter 17　在宅および障害者歯科医療等について →（eラーニング▶スライド18）

訪問歯科衛生指導料，歯科疾患在宅療養管理料の点数を以下に示した．平成28年度改定により，在宅患者訪問口腔リハビリテーション指導管理料が新設された．平成30年度改定では，訪問歯科衛生指導料は1対1で20分以上の指導を行った場合の評価とし，単一建物診療患者の人数に応じた区分が新設された．歯科疾患在宅療養管理料，在宅患者訪問口腔リハビリテーション指導管理料においても加算の見直しが行われた．また，小児在宅患者訪問口腔リハビリテーション指導管理料が新設された．

訪問歯科衛生指導料

単一建物診療患者が1人の場合；360点

単一建物診療患者が2人以上9人以下の場合；328点

上記以外の場合　300点

歯科疾患在宅療養管理料

在宅療養支援歯科診療所1の場合　320点

在宅療養支援歯科診療所2の場合　250点

上記以外　190点

在宅患者訪問口腔リハビリテーション指導管理料

摂食機能障害を有し，継続的な歯科疾患の管理が必要なものに対して，当該患者またはその家族等の同意を得て，当該患者の口腔機能評価に基づく管理計画を作成し，30分以上必要な指導管理を行った場合に月4回を限度として算定する．

10歯未満350点，10歯以上20歯未満450点，20歯以上550点

小児在宅患者訪問口腔リハビリテーション指導管理料　450点

Chapter 17の確認事項▶**eラーニング スライド18対応**

1 在宅にかかわる代表的な診療報酬を理解する．

文　献

1）診療点数早見表．医学通信社，東京

2）医科点数表の解釈．社会保険研究所，東京

3）令和2年度診療報酬改定の概要（個別的事項）　厚生労働省
https://www.mhlw.go.jp/content/12400000/000605493.pdf

4）平成30年度診療報酬改定の概要　歯科　厚生労働省
https://www.mhlw.go.jp/content/12400000/000604400.pdf

21 摂食嚥下リハビリテーションにかかわる介護報酬

Lecturer ▶ 植田耕一郎
日本大学歯学部摂食機能療法学講座教授

学習目標 *Learning Goals*

- 介護保険における要介護高齢者の動向を知る
- 摂食嚥下リハビリテーションに関する介護保険の制度と手法がわかる
- 摂食嚥下リハビリテーションにかかわる介護報酬の算定要件がわかる

Chapter 1 はじめに →（eラーニング ▶ スライド1）

平成18年度介護報酬の改定にあたり，摂食嚥下リハビリテーションにかかわる介護サービスにおいて，「栄養改善」「口腔機能向上支援」という具体的なサービスが導入れされた．本章では，これらサービスの意義，実施方法，および介護報酬について解説する．

Chapter 2 要介護度別認定者数の推移 →（eラーニング ▶ スライド2）

平成12年4月に，わが国で初めて施行された公的介護保険は，その年に全国で218万人の要介護高齢者がサービスを利用し，平成27年4月末には利用者が600万人を突破した（**図1**）．その内訳として要介護度3，4，5といった中等度，重度の要介護高齢者が増加率の伸びを拡大している．これらの要介護高齢者は，少なからず摂食嚥下障害を有していることが予想され，摂食嚥下リハビリテーションとしてのかかわりが，期待されるところである．

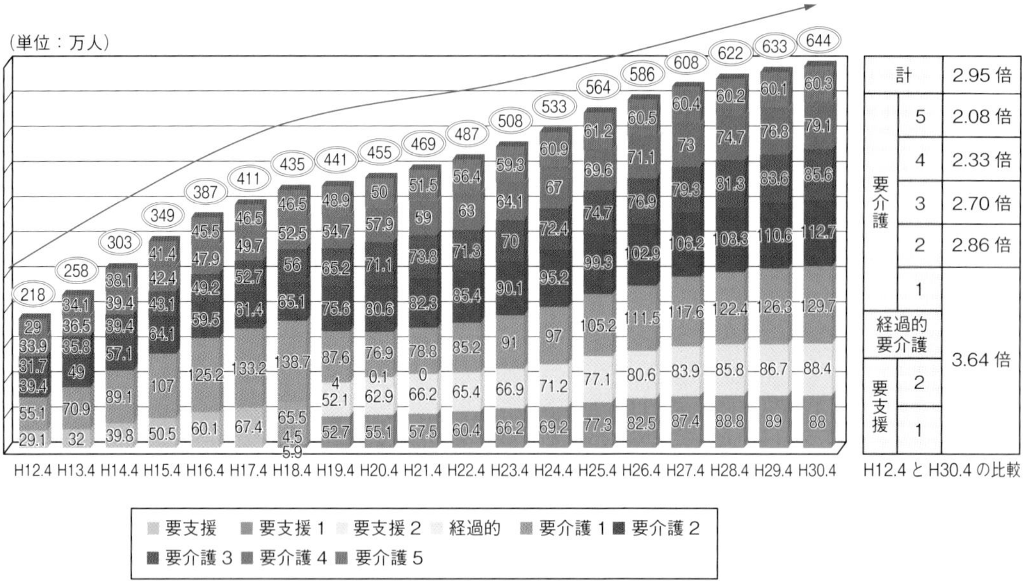

図1 要介護度別認定者数の推移（出典：介護保険事業状況報告）

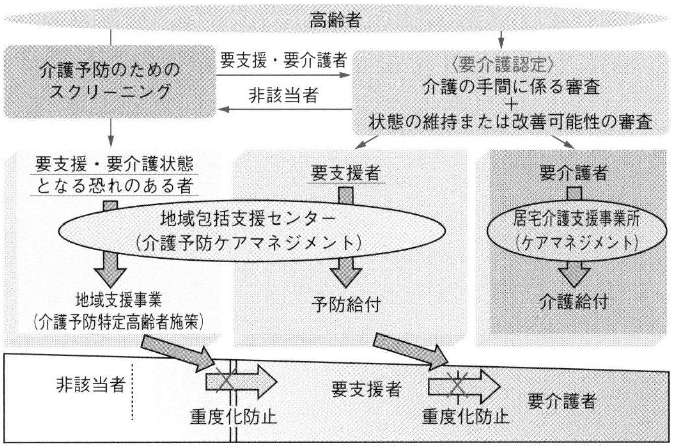

図2　予防重視型システムの全体像

Chapter 2の確認事項 ▶ eラーニング スライド2対応

1. 要介護認定者数の推移を理解する．
2. 要介護認定者数の内訳と，その意味するところを理解する．

Chapter 3　予防重視型システムの全体像 → (eラーニング ▸ スライド3)

平成18年度介護報酬改定により，介護保険を受給していない健康高齢者対象の「地域支援事業」，おもに要支援者を対象とする「予防給付」，および「介護給付」という3層構造になった（**図2**）．

Chapter 4　地域支援事業と予防給付のサービス → (eラーニング ▸ スライド4)

予防給付のサービスに「運動機能向上支援」「栄養改善」「口腔機能向上支援」があり，地域支援事業には加えて「認知症」「うつ」「閉じこもり」予防支援がある（**図3**）．これらを施すことにより，要介護状態や，その重度化を予防することが期待できる．地域支援事業は，市町村単位で行政が主体となり，また予防給付は指定介護予防事業所がとり行うものである．

Chapter 4の確認事項 ▶ eラーニング スライド4対応

1. 介護予防の概念を理解する．
2. 地域支援事業，予防給付の概要を理解する．

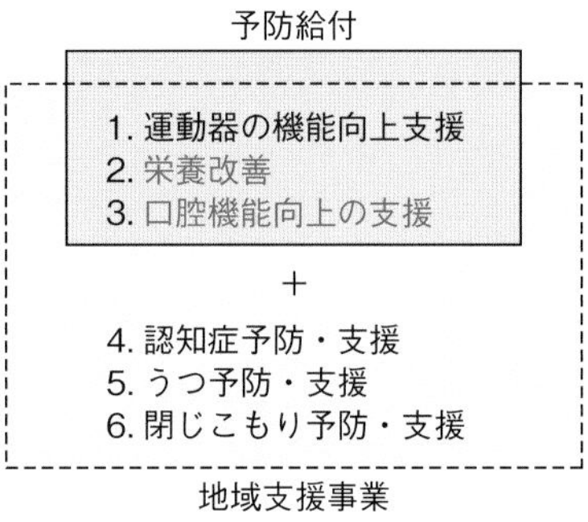

図3　地域支援事業と予防給付のサービス

No.	質問項目	回答（いずれかに○をお付けください）		
1	バスや電車で1人で外出していますか	0. はい	1. いいえ	
2	日用品の買物をしていますか	0. はい	1. いいえ	
3	預貯金の出し入れをしていますか	0. はい	1. いいえ	
4	友人の家を訪ねていますか	0. はい	1. いいえ	
5	家族や友人の相談にのっていますか	0. はい	1. いいえ	
6	階段を手すりや壁をつたわらずに昇っていますか	0. はい	1. いいえ	運動
7	椅子に座った状態から何もつかまらずに立ち上がっていますか	0. はい	1. いいえ	運動
8	15分位続けて歩いていますか	0. はい	1. いいえ	運動
9	この1年間に転んだことがありますか	1. はい	0. いいえ	運動
10	転倒に対する不安は大きいですか	1. はい	0. いいえ	運動
11	6ヵ月間で2～3kg以上の体重減少がありましたか	1. はい	0. いいえ	栄養
12	身長　　cm　　体重　　kg（BMI=　　）（注）			栄養
13	半年前に比べて固いものが食べにくくなりましたか	1. はい	0. いいえ	口腔
14	お茶や汁物等でむせることがありますか	1. はい	0. いいえ	口腔
15	口の渇きが気になりますか	1. はい	0. いいえ	口腔
16	週に1回以上は外出していますか	0. はい	1. いいえ	閉じこもり
17	昨年と比べて外出の回数が減っていますか	1. はい	0. いいえ	閉じこもり
18	周りの人から「いつも同じ事を聞く」などの物忘れがあると言われますか	1. はい	0. いいえ	認知症
19	自分で電話番号を調べて，電話をかけることをしていますか	0. はい	1. いいえ	認知症
20	今日が何月何日かわからない時がありますか	1. はい	0. いいえ	認知症
21	（ここ2週間）毎日の生活に充実感がない	1. はい	0. いいえ	うつ
22	（ここ2週間）これまで楽しんでやれていたことが楽しめなくなった	1. はい	0. いいえ	うつ
23	（ここ2週間）以前は楽にできていたことが今ではおっくうに感じられる	1. はい	0. いいえ	うつ
24	（ここ2週間）自分が役に立つ人間だと思えない	1. はい	0. いいえ	うつ
25	（ここ2週間）わけもなく疲れたような感じがする	1. はい	0. いいえ	うつ

（注）BMI（＝体重（kg）÷ 身長（m）÷ 身長（m））が18.5未満の場合に該当とする．

図4　地域支援事業における生活機能検診で使用される基本チェックリスト

▶Chapter 5　地域支援事業における生活機能検診で使用される基本チェックリスト（図4）→（eラーニング▶スライド5）

地域支援事業において，生活機能検診が実施され，その際に基本チェックリストが使用される．そのうち栄養改善と口腔機能向上支援に関する項目が5項目含まれているが，(11)(12)項目の両者，あるいは(13)(14)(15)項目のうち二つ以上にチェックが入るか，血清アルブミン値3.8g/dL以下，あるいは口腔衛生状態が不良か，RSSTが3回未満であれば，特定高齢者施策としてのサービスを受けることが可能となる．

Chapter 5の確認事項▶eラーニング スライド5対応

1. 基本チェックリストにおける栄養改善，口腔機能向上にかかわる項目を理解する．
2. 上記項目にチェックが入った場合にどのような対応がとられるのかを理解する．

▶Chapter 6　総合事業と生活支援サービスの充実→（eラーニング▶スライド6）

平成27年度より，予防給付のうち訪問介護・通所介護について，市町村が地域の実情に応じた取り組みができる介護保険制度の地域支援事業へ移行することになった（**図5**）．既存の介護事業所によるサービスに加えて，NPO，民間企業，ボランティアなど地域の多様な主体を活用して高齢者を支援することになった．

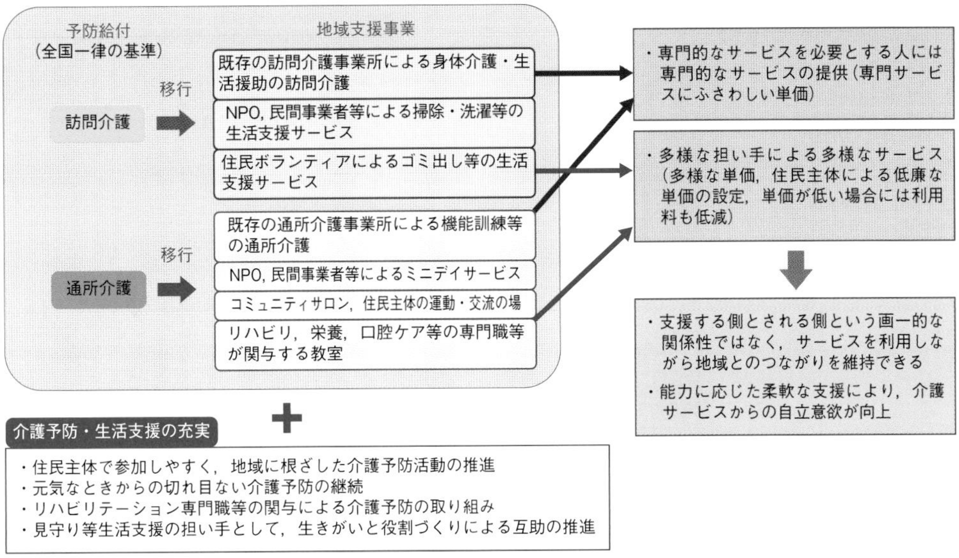

図5

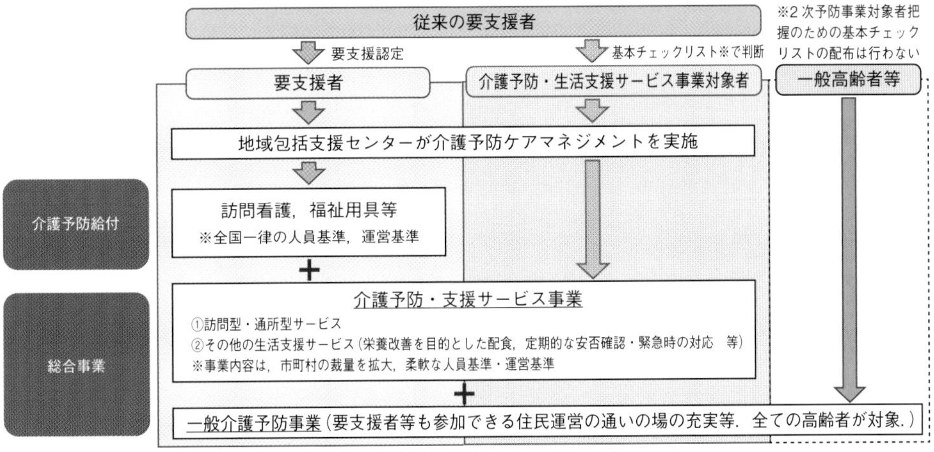

図6　総合事業の概要

Chapter 6の確認事項 ▶ eラーニング スライド6対応

1 訪問介護・通所介護の位置づけ，広範なサービス主体を理解する．

▶ Chapter 7　総合事業の概要 → （eラーニング ▶ スライド7）

訪問介護・通所介護以外のサービス（訪問看護，福祉用具等）は，介護予防給付によるサービス提供となる．

また地域包括支援センターによる介護予防ケアマネジメントに基づき，総合事業（介護予防・生活支援サービス事業及び一般介護予防事業）のサービスと介護予防給付のサービス（要支援者のみ）を組み合

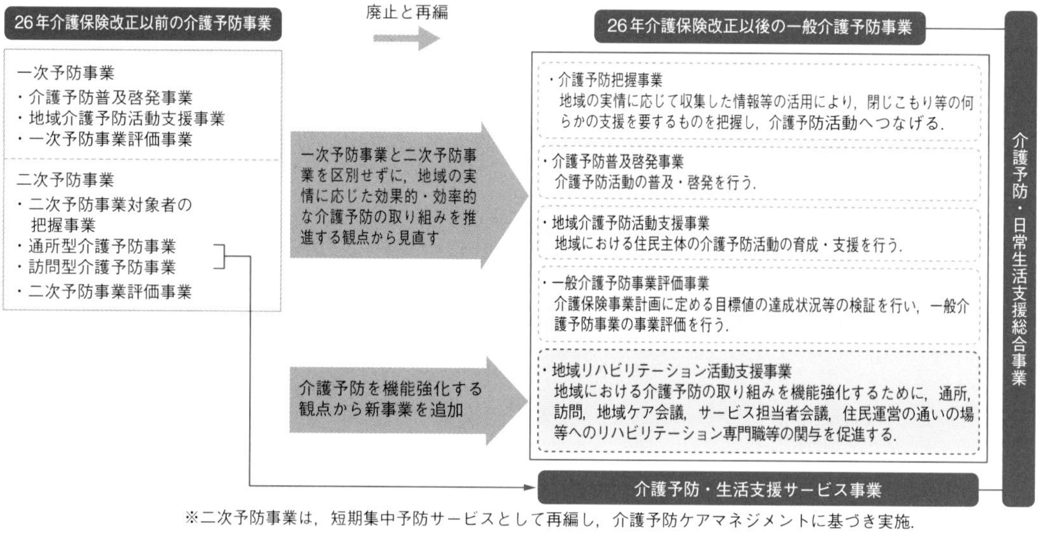

図7　新しい介護予防事業

わせる．

介護予防・生活支援サービス事業によるサービスのみを利用する場合は，要介護認定等を省略して「介護予防・生活支援サービス事業対象者」とし，迅速なサービス利用を可能にする（基本チェックリストで判断）．

Chapter 7の確認事項 ▶ eラーニング スライド7対応

1 介護給付・予防給付・総合事業という制度の枠組みを理解する．

2 総合事業の概要と生活支援サービスの複合的な提供体制を理解する．

▶Chapter 8　新しい介護予防事業（図7）→（eラーニング ▶ スライド8）

機能回復訓練などの高齢者本人へのアプローチだけでなく，地域づくりなどの高齢者本人を取り巻く環境へのアプローチを含めたバランスの取れたアプローチができるように介護予防事業が見直されている．

年齢は心身の状況等によって分け隔てることなく，住民運営の通いの場を充実させ，人と人とのつながりを通じて，参加者や通いの場が継続的に拡大していくような地域づくりを推進する．

リハビリテーション職種等を活かした自立支援に資する取組を推進し，介護予防を機能強化する．

Chapter 8の確認事項 ▶ eラーニング スライド8対応

1 介護保険における介護予防事業の位置づけを理解する．

表1　口腔機能向上支援サービスの三つの柱

1）口腔機能向上の必要性についての教育
2）口腔清掃の自立支援 （摂食嚥下機能を支えるための口腔清掃）
3）摂食嚥下機能等の向上支援 （咀嚼訓練，嚥下訓練，構音・発声訓練，呼吸訓練）

表2　栄養改善サービスの三つの柱

1）栄養改善の必要性についての教育
2）栄養アセスメント・モニタリング （問題・原因・実施可能性等の把握，個別支援）
3）栄養食事相談 （栄養補給・食事，栄養食事相談，多職種連携）

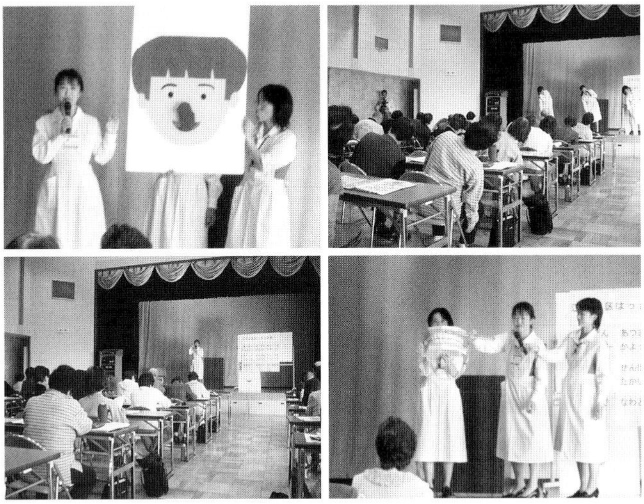

図8　地域支援事業の一場面

Chapter 9　口腔機能向上支援サービス，栄養改善サービスの柱

→（eラーニング▶スライド9）

口腔機能向上支援および栄養改善サービスは，それぞれ**表1，2**の三つの柱から構成されている．

Chapter 9の確認事項▶eラーニング スライド9対応

1 口腔機能向上支援サービスの三つの柱を理解する．

2 栄養改善サービスの三つの柱を理解する．

Chapter 10　地域支援事業の一場面 →（eラーニング▶スライド10）

公民館，高齢者クラブの集合場所，あるいは診療所等で，地域支援事業が開催される．口腔機能向上においては歯科衛生士，看護師，言語聴覚士，また栄養改善においては管理栄養士といった専門職により，要介護状態にならないよう健康の維持，増進のためのメニューが組まれている（**図8**）．

Chapter 11　口腔機能向上加算（150単位/月）（表3）→（eラーニング▶スライド11）

予防給付は，デイサービス，デイケアといった通所介護，通所リハにおいて実施される．口腔機能向上支援は，歯科衛生士等の口腔機能向上の専門職による事前アセスメントから始まり，月1回のモニタ

表3　口腔機能向上加算　(150単位/月)

- 言語聴覚士，歯科衛生士（非常勤でも可）または看護職員を1名以上配置して行うものである．

対象者
・嚥下，食事摂取，口腔清潔の3項目のいずれかの項目について該当する者
・基本チェックリストの口腔機能に関する（13）（14）（15）の3項目のうち2項目以上が該当する者
・その他口腔機能の低下している者またはそのおそれのある者

加算が算定できない場合
・医療保険において歯科診療報酬点数表に掲げる摂食機能療法を算定している場合

表4　栄養改善加算（150単位/月）

- 管理栄養士を1名以上配置して行うものであること．（外部の事業者や医療機関等のスタッフでも可）

対象者
・BMIが18.5未満である者
・1～6月間で3%以上の体重の減少が認められる者または基本チェックリストの（11）に該当する者
・血清アルブミン値が3.5 g/dL以下である者
・食事摂取量が不良（75%以下）である者
・そのほか低栄養状態にある，またはそのおそれがあると認められるもの

以下については適宜確認する
・口腔および摂食嚥下機能の問題（基本チェックリスト（13）（14）（15）のいずれかの項目に該当する者）
・生活機能低下，褥瘡，食欲低下，閉じこもり，認知症，うつ等の問題

リング，3か月ごとのアセスメントから構成されており，その都度，アセスメントないしモニタリングにより加算となる．

Chapter 11の確認事項▶eラーニング スライド11対応

1 口腔機能向上加算算定の概要を理解する．

Chapter 12　口腔機能向上支援サービスの実施 →（eラーニング▶スライド12）

アセスメントやモニタリングの際に，歯科衛生士に介護支援員（介護職員）が，普段実施している口腔機能向上支援サービスの指示を仰いだり相談をしたり，サービスの能率的かつ有効的な遂行に努める．

Chapter 13　栄養改善加算（150単位/月）（表4）→（eラーニング▶スライド13）

予防給付における栄養改善サービスは，その対象者となる基準に，基本チェックリストにおける口腔機能向上関連項目を利用することができる．

Chapter 13の確認事項▶eラーニング スライド13対応

1 栄養改善加算の算定要件を理解する．

Chapter 14　栄養改善サービスの場 →（eラーニング▶スライド14）

管理栄養士により栄養改善サービス開始時のリスクを把握，アセスメント，栄養ケア計画の立案，利用者ならびに家族への説明と同意を行い，3か月ごとの評価，情報提供と記録をとる．その際に栄養改善の効果が期待できる場合は，さらに継続的な栄養改善サービスの提供が可能である．

表5　経口移行加算(28単位/日)

- 現に経管により食事を摂取している者であって，経口による食事の摂取を進めるための栄養管理が必要であるとして，医師の指示を受けた者を対象とする．
- 医師，歯科医師，管理栄養士，看護師，介護支援専門員その他の職種が共同して経口による食事の摂取を進めるための栄養管理の方法等を示した経口移行計画を作成する．

算定期間は，経口からの食事の摂取が可能となり経管による食事の摂取を終了した日までの期間とするが，その期間は入所者またはその家族の同意を得た日から起算して180日以内の期間に限る．

表6　経口維持加算(Ⅰ：400単位/月，Ⅱ：100単位/月)

- 経口維持加算(Ⅰ)については，現に経口により食事を摂取する者であって，摂食機能障害や誤嚥を有する入所者に対して，医師または歯科医師の指示に基づき，医師，歯科医師，管理栄養士，看護師，介護支援専門員その他の職種の者が共同して，食事の観察および会議等を行い，入所者ごとに経口維持計画を作成している場合であって，医師または歯科医師の指示(歯科医師が指示を行う場合にあっては，当該指示を受ける管理栄養士等が医師の指導を受けている場合に限る)に基づき管理栄養士等が栄養管理を行った場合，1月につき算定．
- 経口維持加算(Ⅱ)については，当該施設が協力歯科医療機関を定めている場合であり，経口維持加算(Ⅰ)において行う食事の観察および会議等に，医師(人員基準に規定する医師を除く)，歯科医師，歯科衛生士又は言語聴覚士が加わった場合，経口維持加算(Ⅰ)に加えて，1月につき算定．
- 経口維持加算(Ⅰ)は，栄養マネジメント加算を算定していない場合は，算定しない．経口維持加算(Ⅱ)は，経口維持加算(Ⅰ)を算定していない場合は，算定しない．

Chapter 14の確認事項 ▶ **eラーニング スライド14対応**

1 栄養改善の実際を理解する．

▶Chapter 15　経口移行加算(28単位/日)(表5) →(eラーニング ▶ スライド15)

介護給付において，経管栄養管理者に対して，経口摂取の可能性を広げる試みに対する加算である．それは，たとえ一口の経口摂取の試みでも保障されるものである．

Chapter 15の確認事項 ▶ **eラーニング スライド15対応**

1 経口移行加算を理解する．

▶Chapter 16　経口維持加算(Ⅰ：400単位/月，Ⅱ：100単位/月) →(eラーニング ▶ スライド16)

介護給付において，経口摂取をしている者に対して，摂食機能低下により経管栄養管理になりかねない状況を未然に予防する試みへの加算である(**表6**)．

表7　口腔衛生管理加算（90単位/月）

口腔ケアへの取り組みを促進させるため，助言や指導，また口腔ケア・マネジメントの計画だけではなく，実際に歯科衛生士による口腔ケアが行われている場合．

1）歯科医師の指示を受けた歯科衛生士が，入居者に対し口腔ケアを月2回以上行っていること．
2）口腔衛生管理体制加算を算定していること．
3）歯科衛生士が口腔ケアを行った日ごと，入居者一人につき「口腔衛生管理に関する実施記録」を作成すること．

表8　口腔衛生管理体制加算（30単位/月）

介護老人福祉施設，介護老人保健施設，介護療養型医療施設，地域密着型介護老人福祉施設入所者生活介護，特定施設入居者生活介護，地域密着型特定施設入居者生活介護，認知症対応型共同生活介護において，計画的な口腔ケアを行うことができるよう，歯科医師または歯科医師の指示を受けた歯科衛生士が，施設の介護職員に対して，技術的助言および指導等を行う場合．

1）歯科医師または歯科衛生士が施設の介護職員に対して，入居者の口腔ケアにかかわる技術的助言および指導を月1回以上行う．
2）施設において入居者の口腔ケアマネジメントにかかわる計画が作成されており，その計画の作成にあたり助言および指導を行っていること．

Chapter 16の確認事項▶**eラーニング スライド16対応**

1 経口維持加算の算定要件を理解する．

▶Chapter 17　口腔衛生管理加算（90単位/月）→（eラーニング▶**スライド17**）

介護保険施設に入所（入院）中の個々の高齢者に対する歯科衛生士の専門的な口腔衛生管理を推進するために設けられた介護報酬．歯科医師の直接の指導は必要ないが，医療保険の訪問歯科衛生指導を行った月は実施できない．口腔ケアへの取り組みを促進させるため，助言や指導を行い，入所者の口腔に関する相談等に必要に応じて対応する．また口腔ケア・マネジメントの計画だけではなく，実際に歯科衛生士による口腔ケアが行われている場合に加算する（**表7**）．

▶Chapter 18　口腔衛生管理体制加算（30単位/月）→（eラーニング▶**スライド18**）

介護3施設の施設サービスのほか，認知症高齢者グループホーム，特定施設などで，歯科医師あるいは歯科医師の指示を受けた歯科衛生士が，当該施設の介護職員に時間や内容を問わず，技術的助言等を行うことにより施設側が入所者の人数分を掛けた月30単位の加算をすることができる．いわゆる体制加算との解釈である（**表8**）．

Chapter 17，18の確認事項▶**eラーニング スライド17，18対応**

1 口腔衛生管理加算，口腔衛生管理体制加算の算定要件を理解する．

▶Chapter 19　栄養マネジメント加算（14単位/日）→（eラーニング▶**スライド19**）

栄養ケア・マネジメントを実施している場合には，検食簿，喫食調査結果，入退所簿および食料品消費日計等の食事関係書類，入所者年齢構成表および給与栄養目標量に関する帳票は作成する必要はな

表9　栄養マネジメント加算（14単位/日）

○施設に常勤の管理栄養士を１名以上配置して行う． ○栄養ケア・マネジメントは低栄養状態のリスクにかかわらず，原則として入所者全員に対して実施すべきものである． 実施 ・入所者ごとの低栄養状態のリスクを施設入所時に把握すること． ・医師，歯科医師，看護職員，介護支援専門員その他の職種の者が共同して栄養ケア計画を作成する． ・当該モニタリング間隔の設定にあたっては，低栄養状態のリスクの高い者および栄養補給方法の変更の必要性がある者（経管栄養法から経口栄養法への変更等）については概ね２週間ごと，低栄養状態のリスクが低い者については概ね３か月ごとに行う．

い．いわゆる体制加算との解釈である（**表9**）．

Chapter 19の確認事項 ▶ **eラーニング スライド19対応**

1 栄養マネジメント加算の概要を理解する．

索　引

日本摂食嚥下リハビリテーション学会
eラーニング対応
第2分野 摂食嚥下リハビリテーションの前提Ver. 3
ISBN978-4-263-44894-6

2011年 3 月25日　第1版第1刷発行
2015年 6 月25日　第2版第1刷発行
2020年 6 月10日　第3版第1刷発行

編　集　日本摂食嚥下リハビリテーション学会
発行者　白　石　泰　夫
発行所　**医歯薬出版株式会社**
〒113-8612　東京都文京区本駒込1-7-10
TEL.(03) 5395-7638(編集)・7630(販売)
FAX.(03) 5395-7639(編集)・7633(販売)
https://www.ishiyaku.co.jp/
郵便振替番号 00190-5-13816

乱丁，落丁の際はお取り替えいたします．　印刷・真興社／製本・明光社
© Ishiyaku Publishers, Inc., 2011, 2020. Printed in Japan

本書の複製権・翻訳権・翻案権・上映権・譲渡権・貸与権・公衆送信権(送信可能化権を含む)・口述権は，医歯薬出版(株)が保有します．
本書を無断で複製する行為(コピー，スキャン，デジタルデータ化など)は，「私的使用のための複製」などの著作権法上の限られた例外を除き禁じられています．また私的使用に該当する場合であっても，請負業者等の第三者に依頼し上記の行為を行うことは違法となります．

JCOPY ＜出版者著作権管理機構 委託出版物＞
本書をコピーやスキャン等により複製される場合は，そのつど事前に出版者著作権管理機構(電話03-5244-5088，FAX 03-5244-5089，e-mail:info@jcopy.or.jp)の許諾を得てください．